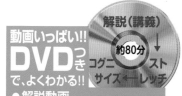

動画いっぱい!! **DVD**つきで、よくわかる!!
● 解説動画
● コグニサイズ動画
● ストレッチ・筋トレ等動画 計、42トラック

解説（講義）
約80分
コグニサイズ ← ストレッチ
テスト

JN013374

認知症予防運動プログラム
コグニサイズ®入門
改訂版

監修・編著●島田裕之
国立研究開発法人 国立長寿医療研究センター
研究所 老年学・社会科学研究センター長

指導・著●土井剛彦
国立研究開発法人 国立長寿医療研究センター
研究所 老年学・社会科学研究センター
予防老年学研究副部長

HKRDVD-01N	複製禁止	総収録時間83分	COLOR	片面・1層	STEREO	MPEG-2

16:9 LB ｜ DOLBY DIGITAL ｜ 2 NTSC 日本市場向け ｜ DVD VIDEO ｜ DVDビデオは映像と音声を高密度に記録したディスクです。DVDビデオ対応プレーヤーで再生してください。

ひかりのくに

はじめに

　いつ、誰にそれが起こるのかわからなかった認知症。一度発症すると、その進行を食い止めることはできないといわれてきました。しかし、最近になって発症の要因やタイミングがだんだんわかってきました。

　NHKなどでも特集番組がたびたび放送されるようになりました。そこで紹介されているのが、認知症予防をめざした運動プログラム「コグニサイズ」です。「コグニサイズ」は、体を使う運動課題と頭を働かせる認知課題、この2つを同時に行うことで記憶力の向上、脳内の記憶と学習能力を司る海馬の委縮を食い止め、改善へと導く可能性をもたらします。

　実際にやってみると、「コグニサイズ」は気軽に楽しくできる運動だということがわかります。

　認知症特別講義、ストレッチや筋力トレーニングになる準備運動も紹介しながら、コグニサイズのトレーニング内容をお示しします。

本書とDVDをご覧の皆さまへ

　認知症は、誰しも避けて通りたい症状の一つだと思います。残念ながら認知症は一度発症してしまうと元に戻ることはなかなか難しいというのが現状です。しかし、近年の研究によって認知症になる以前の状態であれば、認知症を抑制できるかもしれないといった根拠がわかってきました。それらの研究の中でも、運動の実施というのは認知症の抑制に効果が期待できるかもしれないという知見が非常にたくさん出ている課題の一つです。特にわれわれが提唱している「コグニサイズ」の実施というのは、科学的にきちんと実証を終えて、認知機能の向上に役立つということがわかっていますので、一人でも多くの高齢者の皆さまに運動の開始をお勧めしたいと考えています。それらの運動を続けていただくことによって、多くの高齢者が認知症になることなく元気に過ごせる社会をつくっていくことを望んでいます。

国立長寿医療研究センター　　　島田　裕之

DVDの流れ（メニュー画面）

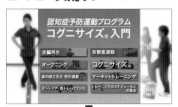

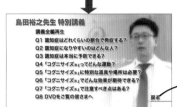

島田裕之先生 特別講義

講義全編再生

Q1 認知症はどれくらいの割合で発症する？
Q2 認知症になりやすいのはどんな人？
Q3 認知症は本当に予防できる？
Q4 「コグニサイズ」ってどんな運動？
Q5 「コグニサイズ」に特別な道具や場所は必要？
Q6 「コグニサイズ」でどんな効果が期待できる？
Q7 「コグニサイズ」で注意すべき点はある？
Q8 DVDをご覧の皆さまへ

戻る

DVDを見て、本で確認
↓
コグニサイズがすぐできる。

こんな機能も　DVDには、各項目ごとに1〜65の通し番号がついています。本の各ページにもその番号とリンクできるように示してあります。

島田先生の講演

ストレッチ・筋トレ・バランスの画面

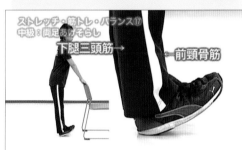

ストレッチ・筋トレ・バランス⑰
中級：両足あげそらし
下腿三頭筋→　←前頸骨筋

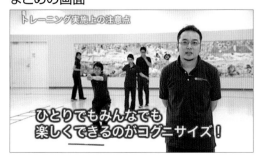

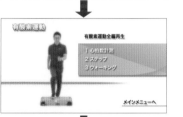

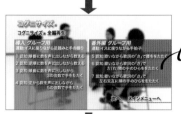

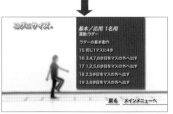

コグニサイズの画面

まとめの画面

トレーニング実施上の注意点

ひとりでもみんなでも
楽しくできるのがコグニサイズ！

（計83分）

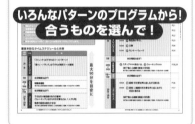

I.島田裕之先生 特別講義

本でカクニン！

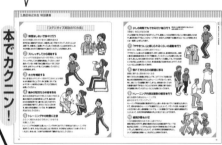

本でカクニン！

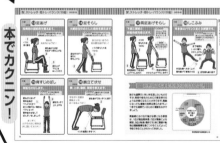

本でカクニン！

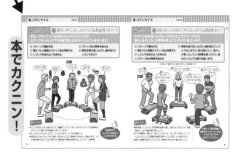

本でカクニン！

※DVDの通し番号については、再生機器によって、表示されないことがあります。

目 次　［DVD通し全編再生=DVD2］

※DVDの通し番号については、再生機器によって、表示されないことがあります。

※DVDの通し番号については、再生機器によって、表示されないことがあります。

Q-1

認知症はどれくらいの割合で発症する？

65歳以上の認知症発症率 約2%

A 認知症の発症については、65歳以上の高齢者の方全体をみると、およそ2%程度の年間発症率があります。60歳代あるいは70歳代については、それほど多くの方々が認知症を発症するというわけではありませんが、80歳そして85歳を過ぎたくらいから急激に認知症の発症率が伸びてきます。認知症の有病率をみると、日本全体の高齢者のうち、およそ462万人もの方々が認知症である、これは全高齢者の15%を占めているため非常に多くの方々が現在、認知症であるということがわかっています。

80歳を超えると認知症の発症率は急激に増加する！

日本全体の高齢者認知症有病者数 462万人
認知症有病率 15%　『都市部における認知症有病率と認知症の生活機能障害への対応』総合研究報告書（研究代表者：筑波大学・朝田隆教授）による。H.24時点での推計

認知症の症状例

意欲減退
物事への関心や意欲が低下する

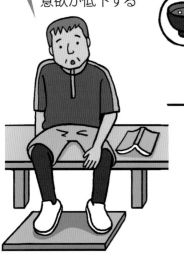

判断力・理解力の障害
日常生活に支障が出る

見当識障害
日時や場所が正しく認識できない

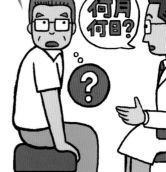

何月何日？

被害妄想
物を盗られたなどと言うようになる

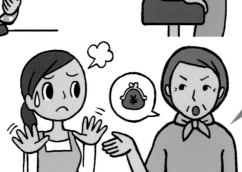

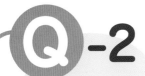

Q-2

認知症に
なりやすいのは
どんな人？

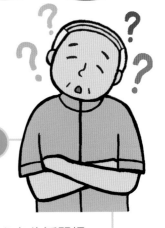

A

高齢期においてはさまざまな要素が認知症と関連しています
が、それらの中でも加齢に伴って症状が多岐にわたる老年症候
群が認知症の発症につながっているということがわかってき
ています。例えばうつ状態、気分が落ち込むような状態は将来、
認知症になりやすい危険因子の一つでもあります。また、歳と
ともに転びやすくなるため、転んで頭を打って脳の損傷を少し
負うと、その後アルツハイマー病になりやすいということもわ
かっています。さらに、家に引きこもりがち、閉じこもりがちに
なると体も動かしませんし、頭もあまり使いません。人と会っ
て交流する機会も少なくなります。このような状況は認知症を
誘発する強い要素であることがわかっています。

運動の大切さ

体を動かさないと
運動機能が低下し、寝たきりに
なったり、さらに認知症の
リスクにもかかわる！

脳に何らかのダメージを
負ったことがある人は、
アルツハイマー病になりやすい⁉
運動不足・コミュニケーション不足は
認知症を発症するリスクになる⁉

老年症候群

加齢に起因した
さまざまな症状
（うつ病など）

うつ状態

認知症になりやすい危険因子

認知症になりやすい要因「危険因子」その他

●生まれつきある遺伝子の型を持っていると認知症を発症しやすい。

●学生の頃にレベルの高い教育を受けてきた人は認知症になりにくい。

●中年期においては、高血圧や高脂血症、脂質異常症そして糖尿病といったような生活習慣
病の危険因子が脳卒中、あるいはアルツハイマー病の危険因子として認められていますの
で、このような要素を持っている方は将来、高齢期において認知症を発症しやすいという
ことがいえます。

Q-3

認知症は本当に予防できる？

認知症になる前の兆候
認知機能の低下
これを抑えることはできる！

A 認知症を予防、あるいはその発症を遅らせることができるとした明確な科学的根拠は、現在のところひとつもありません。しかし、認知症というのはさまざまな認知機能が落ちることによって、それが生活に支障を与えている状況のため、認知症になる手前には必ずこの認知機能が落ちてくるわけです。それらの認知機能をいろいろな方法を使って向上させたり、低下を抑えたりしていくということができることが、さまざまな臨床試験によって明らかになってきているのが現状です。状況としては、有効であろうそれらの認知機能を落とさない活動を続けていっていただくことによって、将来の認知症の発症を遅らせることができるのではないかと期待することができると思います。

Q-4

「コグニサイズ」ってどんな運動？

A 「コグニサイズ」は国立長寿医療研究センターがつくりだした造語です。「コグニ」の部分はcognition（コグニション＝認知）を指します。そして「サイズ」はexercise（エクササイズ＝運動）から取っています。これらを掛け合わせた造語です。

具体的には、認知課題（頭を使った課題）と運動課題（体を使った課題）を両方同時に行うことによって、心身の機能を効率的に上げていくプログラムになっています。

実際の運動の例としては、例えばステップ台昇降をしながら引き算をするとか、しりとりをしながらウォーキングするといった課題になるわけです。これらは工夫次第でひとりでも十分効果的な運動になり、あるいは複数の方々でいっしょにやると、より楽しみながら運動することができます。運動教室などで取り入れていただくと効果的だと考えています。

認知課題
頭を使う

運動課題
体を使う

これらを両方同時に行い、心身の機能を効率的に向上します。

Q-5

「コグニサイズ」に特別な道具や場所は必要？

ここがポイント!

体の負荷（心拍数）
認知の負荷 ｝確認

A

「コグニサイズ」は、原則的には特別な用具や特別な場所は必要ありませんので、いろいろな課題の組み合わせによってさまざまな取り組みが可能になります。しかし大事なのはそれらの課題が本当に頭をきちんと使っているのか、あるいは体の負荷にきちんとなっているのか。その点を確認するのが非常に大事になってきます。そのために、例えば体の負荷に関していいますと、心拍数（脈）をとっていただいて、事前に「これだけ上げておけば自分の負荷として適切なのだ」といった目標となる心拍数まで、それらの運動をしたときにきちんと上がっているかどうか、負荷がかかっているかどうかを確認しながらやってください。また、認知の負荷に関しては、ひとつの課題を続けてやりますと、そのうち慣れてきます。慣れてくると、それらの課題は頭を使わずにできるようになりますので、あまり頭の負荷にならないということになります。課題は慣れてきたら変えていただきながら、ちょっと考えないとできないくらいの難易度を選択していただくという点が非常に重要なポイントになると思います。コグニサイズは、課題に対して頭と体を確実に使えているか確認することが大切です。

こま　かめ → めがね → ねこ

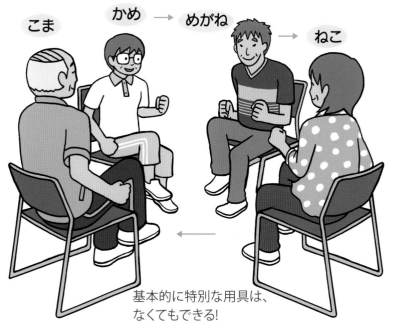

基本的に特別な用具は、なくてもできる！

さまざまな課題を組み合わせて・・・

認知課題と運動課題を組み合わせ徐々にそれぞれの負荷を上げていきましょう。

- 認知課題「数を数える」と
    運動課題「足踏み」
- 認知課題「しりとりを行う」と
    運動課題「ステップ台昇降」
- 認知課題「引き算」と
    運動課題「ウォーキング」

　　　　　　　　　　　　など

Q-6

「コグニサイズ」でどんな効果が期待できる？

注目

まずは
6カ月続けないと
効果を期待
できない！

A

「コグニサイズ」の目的は、加齢とともに低下しやすい記憶・認知機能とか、物事を最後までじょうずに達成する力（実行機能）を効果的に向上させることを目的に開発しています。それらの効果が期待できるのは、おおむね6カ月以上。われわれの検証の結果からはそのような結果が得られていますので、少なくとも半年以上は運動を続けていただきたいと考えています。

注意しなければならないのは、せっかく運動して向上した認知機能も、それらの取り組みをやめてしまうと急速に低下し、また元の状態に戻ってしまうということです。ですから、それらの運動の習慣を身に付けていただいて、少しの運動でもかまいませんので長く続けていただくことが認知症を抑制するために重要であると考えられます。

記憶などの認知機能が向上

しかし、コグニサイズの取り組みをやめてしまうと、低下！

コグニサイズの効果確認のために

体　事前に目標とする心拍数を設定し運動直後に目標値まで上がっているかを確認しましょう。→P.62参照

頭　同じ課題を何度も続けて行うと負荷がかからなくなるので、課題は慣れてきたら変えて行うようにします。

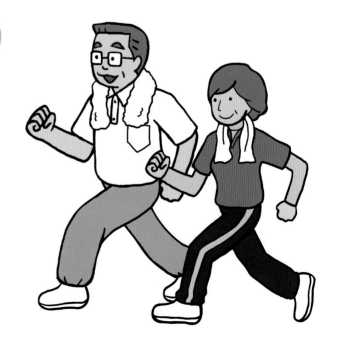

Q-7

「コグニサイズ」で注意すべき点はある？

注目

無理せず！などの注意点がありますが、「コグニサイズ実施の10カ条」といった注意事項をP.12-13にまとめています。P.14-15も参照ください。

A

運動の注意点としては、運動することによってその状態を悪くしてしまうことです。急激に無理な運動をしますと、機能を良くするどころか悪くなってしまう場合もありますので、その点には十分に注意を払って安全に行っていただくということがまず第一に重要です。

そして、運動してもなかなかその機能が上がらないという場合もあります。それらにつきましては、例えば運動が自己流になってしまっていたり、本来高めるべき強度まで、その運動の負荷が体にかかっていなかったり、また脳の負荷として同じことをずっと続けてしまいますと脳に負荷がかかりませんので、なかなか効果が出てこないということにもなります。ただし、無理な運動は機能の低下をまねくおそれがあるため、安全な運動を心がけながら行いましょう。

自己流の運動・同じ課題の繰り返しは負荷がかからず、機能向上につながりません。

コグニサイズの目的

記憶などの認知機能向上！

コグニサイズの効果発現

運動を習慣化させて、長く続けることが認知症を抑制するうえで最も重要です。

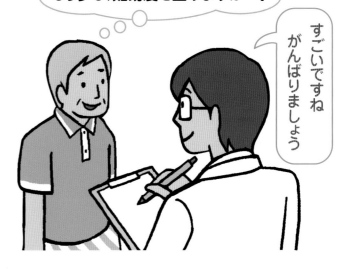

続けているせいだろうね。頭を使う課題が簡単になってきた。もう少し、難易度を上げますか…。

すごいですね
がんばりましょう

「コグニサイズ実施の10カ条」

 無理はしないで徐々に行う

自分の体調に合わせて徐々に運動を進める

まず安全に運動を行うために、無理をしないで徐々に行っていただくことが必要です。無理をして急激にやってしまっても何ら良いことはありません。自分の体調に合わせて運動を徐々に進めていただくことをお勧めします。

 ストレッチしてから開始する

ストレッチで体を温めればケガの予防につながる

ストレッチをしてから運動を開始してください。体が温まっていない状態で急に運動するとケガにつながります。必ずストレッチをしてから運動していただくことをお勧めします。

 水分を補給する

特に夏場は水やスポーツ飲料でこまめに水分補給

水分を補給することです。特に夏場においては、水やスポーツ飲料などを飲んでいただき脱水に注意してください。

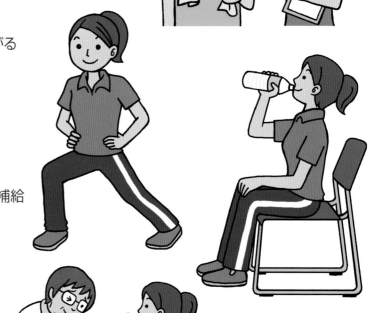

 痛みが起きたら休息を取る

痛みは危険信号なので感じたら迷わず控える

痛みが起きたら休息を取ることです。痛みは体からの危険信号です。痛さをこらえてまで行うと体の組織が壊れてしまうということになります。痛みがある運動については、その運動を控えるようにしてください。

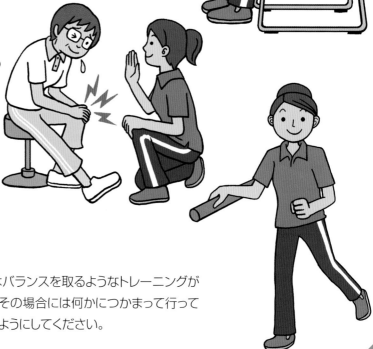

 トレーニング中の転倒に注意

ふらつく場合もあるので何かにつかまれる状態にしておく

トレーニング中の転倒に注意。トレーニングの中にはバランスを取るようなトレーニングが含まれています。そのようなときにふらつきますが、その場合には何かにつかまって行っていただく、あるいは、つかまれる状態の所で運動するようにしてください。

少しの時間でもできるだけ毎日行う

第6条からは運動を効果的に進めるために
必要な条項になります。

「習慣化・毎日」が成功の鍵

少しの運動でもできるだけ毎日行うことです。運動というのは習慣化することが最も重要となります。曜日を決めてやるというのも一つですが、毎日少しの時間でも運動するということが習慣化するには一番良いと考えられます。

 ## 「ややきつい」と感じられるくらいの運動を行う

負荷のない運動には効果も期待できない

「ややきつい」と感じられる運動を行います。実際には、脈拍数を計測し、事前に適正な運動強度を知ったうえで運動をしていただくことが必要になると思います。ほとんど体に負荷がかからない状況でいくら運動しても、それは効果につながることは考えにくいため、ある程度適正な負荷を体にかけていただくということが必要になってきます。

 ## 慣れてきたら次の課題に移る

課題に慣れると頭を使わなくなる

慣れてきたら次の課題に移ることです。コグニサイズは頭の活動と体の活動を同時に行うことがトレーニングになっています。特に、頭については課題に慣れてしまうと、頭を使わなくてもその課題を遂行できるということになります。課題に慣れる前に次の課題に移っていただくということが必要になってきます。

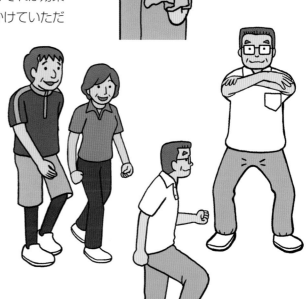

トレーニング内容は複数の種目を行う

鍛える箇所の異なるトレーニングを
組み合わせてバランスアップ

トレーニング内容は複数の種目を行うこと。筋トレあるいはバランス練習なども取り入れて、異なる内容のトレーニングを複数行うことによって、バランスの良い体を鍛えていただけます。また、認知課題についても、一つの課題だけではなく複数の課題を行うことによって、さまざまな認知機能の向上に役立てることができます。

 ## 継続が最も大切

1日の運動時間を決めておくと続けやすい

継続が最も大切です。運動の継続のためには実施記録やグループ活動が役立ちます。1人で行うときは1日の中で時間を決めて行うと良いでしょう。継続することによって、より効果的に認知機能を向上し、ひいては認知症の抑制へとつながることが期待できます。

ひとりでもみんなでも楽しくできるのがコグニサイズ

● 認知症予防効果を検証

↓

● 何をすればよいのか?

↓

● コグニサイズをすればよい!

コグニサイズとは・・・
コグニションと+エクササイズ
(認知力向上の意味で)+(運動すること全般的に)
つまり、頭を使いながらの運動!

● 「しりとりをしながらのステップ台昇降」や
「引き算をしながらのウォーキング」や
「何歩目をどう動かすか考えながらのラダー
(はしごまたぎ)運動」など、楽しくできるもの!

● ストレッチ・筋トレ・バランスや他の有酸素運動と組み合わせて、
プログラム化! ─────→ P.16〜22を参考に

● 介護現場や自宅で、続けて行っていきましょう! ──→ P.12・13の10カ条に気をつける

DVDを見ましょう!

まず!
島田先生の講義を見て
(聞いて)、
モチベーションアップ!

↓

DVDの番号で
やろうと思ったものを
選んで見る!

**頭を使いながらの
ちょっと
ハードな運動を
楽しく続けよう!!**

P.3「本書の特長と使い方」も
ご参照ください。

トレーニングのスケジュールと注意点(参考DVD65)

デイや施設などでのアクティビティや、介護予防教室など教室型で行う場合は、少なくとも週に1回集中して行う

❶ 少しずつ無理のない範囲で体も頭も慣れてくれば難易度を上げていく

❷ コグニサイズは慣れてきた頃に次の課題へ移る(認知課題難度も運動強度も上げていく)

❸ 教室ではない場所でも毎日の生活で少しずつ行う

教室に来ない日は

ウォーキングなど有酸素運動、体操、コグニサイズを少しずつでもできるだけ毎日行う、継続して行うことが最も重要です。

毎日続けることが大切です! やる気の出るのは最初だけで、続かないという人もいるでしょう。その理由として目標がはっきりしていない、効果がわからないなどがあげられます。続けるには運動メニューや体の変化を記録することをお勧めします。→P.60〜62の「参考資料」参照

トレーニングの目標設定及び心拍数計測とその目安（P.62の「参考資料」参照）

何となく体を動かすだけでなく心拍数を目安に目標をもって（参考DVD40）

●目標の運動強度を設定しましょう。（運動強度の3段階は、軽め・中くらい・強め ととらえます）
（40%）（60%）（80%）

❶ 目標の心拍数を運動前に設定

❷ 片方の指3本分をもう片方の親指の付け根にあてます

❸ 30秒間計測した数の2倍または15秒間の4倍が心拍数になります

❹ 計測は必ず運動直後に行います

❺ 目標の心拍数に達していない場合は
運動強度を少し上げる、目標を超えて
高すぎる場合は強度を少し下げます

運動前（平常時）に15秒間、脈を測って脈拍数を覚えておく（あとで4倍）

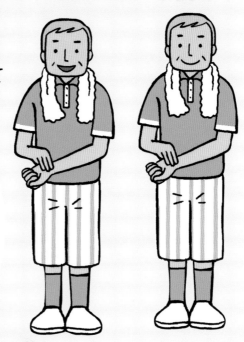

P.62の目標値と照らし合わせて負荷の調整を行う

運動直後に15秒間脈を測る。（あとで4倍）

例 始めるにあたって

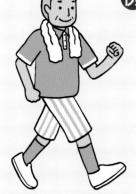

Aさん70歳（普通に元気な方）

●平常時の脈拍は70でした。
↓
●運動強度60%に設定しました。
↓
●目標の心拍数は「123」（P.62強度一覧表参照）。

●コグニサイズのプログラム（例えばP.19参照）内にあるように心拍数計測をして、上の目標に達しているかどうかを見ます。

●運動の負荷がかかっているかどうか検証します。

●P.60〜62のコグニサイズの記録をします。

心拍数が
目標まで上がるくらいの
運動になるように
取り組みましょう!

その他P.12-13の実施の10カ条も確認しておきましょう!

■基本的な考え方

- 「ストレッチ」(P.48)は3〜4パターンを任意で選択します。
- 「筋力トレーニング」(P.49〜56)は毎回5〜6種目を目安とします。
  （全部覚えておくことが前提です）
- 「有酸素運動」(P.57〜59)はウォーキングが行いやすいでしょう。
- 「コグニサイズ」(P.24〜45)、及びその他すべての中で、何を何回（何分）しないといけないという決まりはありませんが、できるだけ毎日続けるのが基本です。
- 負荷の設定は1か月に1回ぐらいは変化をつけるようにします。

■基本的なタイムスケジュールと内容

所要時間	内容	詳細	
20分	ストレッチ・筋トレ・バランス	「ストレッチ」はできれば3〜4パターン！ 「筋トレ・バランス」はできれば毎回5〜6種目！	最大90分を目安に
5分	休憩	水分補給は必ず！	
20分〜30分	有酸素運動	有酸素運動 （終了後に心拍数（脈拍）の計測をして、負荷を確認して記録…P.15及びP.60〜62参照）	
5分〜10分	休憩	水分補給は必ず！	
20分〜30分	コグニサイズ	できるだけ毎日続けるのが基本！ （ウォーキングしながらの引き算などは、1人でも可） 負荷の設定は変化させる！ （終了後に心拍数（脈拍）の計測をして、負荷を確認して記録…P.15及びP.60〜62参照）	

※この基本押さえて、P.17〜22の表を参考にプログラムを考えてみましょう。

実施プログラム例

1人でコグニサイズの例（屋外も使って）

所要時間	内容	詳　細	参照ページ
20分	ストレッチ・筋トレ・バランス	DVD-24 ⑫ スクワット	P.51
		DVD-26 ⑭ 足そらし	P.52
		DVD-28 ⑯ 腕立て伏せ	P.52
		DVD-29 ⑰ 両足あげそらし	P.53
		DVD-31 ⑲ 立橋	P.54
		DVD-33 ㉑ モンキー・ウォーク	P.54
5分	休憩	水分補給は必ず！	
20分〜30分	有酸素運動	❷ ステップ DVD-41 あるいは、❸ ウォーキング DVD-42 《終了後に心拍数（脈拍）の計測》 （終了後に心拍数（脈拍）の計測をして、負荷を確認して記録…P.15及びP.60〜62参照）	P.58,59
5分〜10分	休憩	水分補給は必ず！	
20分〜30分	コグニサイズ	⑬ 認知：引き算を声に出しながら数える	P.36
		⑭ 認知：２種類の引き算を声に出しながら 交互に数える 《終了後に心拍数（脈拍）の計測》 （終了後に心拍数（脈拍）の計測をして、負荷を確認して記録…P.15及びP.60〜62参照）	P.37

※DVDの通し番号については、再生機器によって、表示されないことがあります。

実施プログラム例
グループでコグニサイズの例（軽め）

所要時間	内容	詳　細	参照ページ
20分	ストレッチ・筋トレ・バランス	DVD-17　❺ ばんざい	P.49
		DVD-18　❻ おいのり	P.49
		DVD-32　⓴ 足で円を描く	P.54
		DVD-25　⓭ 足あげ	P.52
5分	休憩	水分補給は必ず！	
20分〜30分	有酸素運動	❷ ステップ DVD-41 あるいは、❸ ウォーキング DVD-42 《終了後に心拍数（脈拍）の計測》 （終了後に心拍数（脈拍）の計測をして、負荷を確認して記録…P.15及びP.60〜62参照）	P.58,59
5分〜10分	休憩	水分補給は必ず！	
20分〜30分	コグニサイズ	DVD-44　❶ 認知：順番に数を声に出しながら数える	P.24
		DVD-45　❷ 認知：逆順に数を声に出しながら数える	P.25
		DVD-48　❺ 認知：歌いながら歌詞の「さ」で膝をたたく	P.28
		DVD-49　❻ 認知：歌いながら歌詞の「さ」で左（右）隣の手のひらをたたく	P.29
		DVD-54　⓫ 認知：声に出しながらしりとりを行う	P.34
		《終了後に心拍数（脈拍）の計測》 （終了後に心拍数（脈拍）の計測をして、負荷を確認して記録…P.15及びP.60〜62参照）	

実施プログラム例

グループでコグニサイズの例（強め）

所要時間	内容	詳　細	参照ページ
20分	ストレッチ・筋トレ・バランス	DVD-19 ❼ ツイスト	P.50
		DVD-22 ❿ 横あげ	P.50
		DVD-24 ⓬ スクワット	P.51
		DVD-26 ⓮ 足そらし	P.52
		DVD-28 ⓰ 腕立て伏せ	P.52
		DVD-29 ⓱ 両足あげそらし	P.53
5分	休憩	水分補給は必ず！	
20分〜30分	有酸素運動	❷ ステップ DVD-41 あるいは、❸ ウォーキング DVD-42 《終了後に心拍数（脈拍）の計測》 （終了後に心拍数（脈拍）の計測をして、負荷を確認して記録…P.15及びP.60〜62参照）	P.58,59
5分〜10分	休憩	水分補給は必ず！	
20分〜30分	コグニサイズ	DVD-46 ❸ 認知：順番に数を声に出しながら 3の倍数で手をたたく	P.26
		DVD-47 ❹ 認知：逆から数を声に出しながら 5の倍数で手をたたく	P.27
		DVD-51 ❽ 認知：引き算を声に出しながら数える	P.31
		DVD-52 ❾ 認知：順番に数を声に出しながら 3の倍数で手をたたく	P.32
		DVD-54 ⓫ 認知：声に出しながらしりとりを行う	P.34
		《終了後に心拍数（脈拍）の計測》 終了後に心拍数（脈拍）の計測をして、負荷を確認して記録…P.15及びP.60〜62参照	

※DVDの通し番号については、再生機器によって、表示されないことがあります。

実施プログラム例

「ストレッチ・筋トレ・バランス」が初級の場合の例

所要時間	内容	詳細	参照ページ
20分	ストレッチ・筋トレ・バランス	DVD-17 ❺ ばんざい	P.49
		DVD-18 ❻ おいのり	P.49
		DVD-19 ❼ ツイスト	P.50
		DVD-20 ❽ けりあげ	P.50
		DVD-21 ❾ 膝の曲げ	P.50
		DVD-22 ❿ 横あげ	P.50
5分	休憩	水分補給は必ず！	
20分～30分	有酸素運動	❷ ステップ DVD-41 あるいは、❸ ウォーキング DVD-42 《終了後に心拍数（脈拍）の計測》 （終了後に心拍数（脈拍）の計測をして、負荷を確認して記録…P.15及びP.60～62参照）	P.58,59
5分～10分	休憩	水分補給は必ず！	
20分～30分	コグニサイズ	DVD-44 ❶ 認知：順番に数を声に出しながら数える	P.24
		DVD-45 ❷ 認知：逆順に数を声に出しながら数える	P.25
		DVD-48 ❺ 認知：歌いながら歌詞の「さ」で膝をたたく	P.28
		DVD-54 ⓫ 認知：声に出しながらしりとりを行う	P.34
		《終了後に心拍数（脈拍）の計測》 （終了後に心拍数（脈拍）の計測をして、負荷を確認して記録…P.15及びP.60～62参照）	

実施プログラム例
「ストレッチ・筋トレ・バランス」が中級の場合の例

所要時間	内容	詳　細	参照ページ
20分	ストレッチ・筋トレ・バランス	DVD-18　❻ おいのり	P.49
		DVD-19　❼ ツイスト	P.50
		DVD-20　❽ けりあげ	P.50
		DVD-25　⓭ 足あげ	P.52
		DVD-26　⓮ 足そらし	P.52
		DVD-30　⓲ しこふみ	P.53
5分	休憩	水分補給は必ず！	
20分〜30分	有酸素運動	❷ ステップ DVD-41 あるいは、❸ ウォーキング DVD-42 《終了後に心拍数（脈拍）の計測》 （終了後に心拍数（脈拍）の計測をして、負荷を確認して記録…P.15及びP.60〜62参照）	P.58,59
5分〜10分	休憩	水分補給は必ず！	
20分〜30分	コグニサイズ	DVD-46　❸ 認知:順番に数を声に出しながら 　　　　3の倍数で手をたたく	P.26
		DVD-53　❿ 認知:逆から数を声に出しながら 　　　　4の倍数で手をたたく	P.33
		DVD-56　⓭ 認知:引き算を声に出しながら数える	P.36
		DVD-60　⓰ ラダー:応用1名用（3,4,7,8歩目をマスの外へ出す）	P.40
		DVD-61　⓱ ラダー:応用1名用（1,2,5,6歩目をマスの外へ出す）	P.41
		《終了後に心拍数（脈拍）の計測》 （終了後に心拍数（脈拍）の計測をして、負荷を確認して記録…P.15及びP.60〜62参照）	

※DVDの通し番号については、再生機器によって、表示されないことがあります。

実施プログラム例

「ストレッチ・筋トレ・バランス」が上級の場合の例

所要時間	内容	詳細	参照ページ
20分	ストレッチ・筋トレ・バランス	DVD-19 **7** ツイスト	P.50
		DVD-20 **8** けりあげ	P.50
		DVD-25 **13** 足あげ	P.52
		DVD-31 **19** 立橋	P.54
		DVD-32 **20** 足で円を描く	P.54
		DVD-33 **21** モンキー・ウォーク	P.54
5分	休憩	水分補給は必ず!	
20分〜30分	有酸素運動	**2** ステップ DVD-41 あるいは、**3** ウォーキング DVD-42 《終了後に心拍数(脈拍)の計測》 (終了後に心拍数(脈拍)の計測をして、負荷を確認して記録…P.15及びP.60〜62参照)	P.58,59
5分〜10分	休憩	水分補給は必ず!	
20分〜30分	コグニサイズ	DVD-50 **7** 認知:歌いながら歌詞の「さ」で左右交互に隣の手ひらをたたく	P.30
		DVD-55 **12** 認知:前2人分を覚えて声に出しながらしりとりを行う	P.35
		DVD-57 **14** 認知:2種類の引き算を声に出しながら交互に数える	P.37
		DVD-62 **18** ラダー:応用1名用(2,5歩目をマスの外へ出す)	P.42
		DVD-63 **19** ラダー:応用1名用(3,6歩目をマスの外へ出す)	P.43
		《終了後に心拍数(脈拍)の計測》 (終了後に心拍数(脈拍)の計測をして、負荷を確認して記録…P.15及びP.60〜62参照)	

※DVDの通し番号については、再生機器によって、表示されないことがあります。

Ⅲ

認知症予防運動プログラム

コグニサイズ®

(cognicise)

認知課題
(cognition)
コグニション

＋

運動課題
(exercise)
エクササイズ

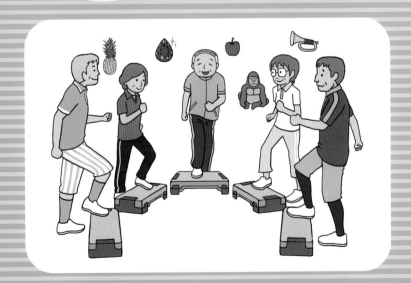

■運動課題は全身を使った中強度程度の負荷（軽く息がはずむ程度）がかかるもの

■運動と同時に実施する認知課題によって、運動の方法や認知課題自体をたまに間違えてしまう程度（少し難しいくらい）の負荷がかかるもの

導入編　グループ用
運動：イスに座りながら足踏みと手の振り

① 認知：順番に「**数を声に出しながら**」数える

グループでイスに座って行うコグニサイズです。
順番に数を声に出しながら腕振りと足踏みを繰り返します。

❶ グループで輪を作る
❷ イスを用意して座る
❸ 最初に声を出す人を決める

❹ 腕振りと足踏みを始める
❺ 時計回りに1人ずつ順番に、声に出して数を数えていく（100ぐらいまで）

ポイント

● 4人1組になって、数を数えながら、腕振りと足踏みを繰り返します。
● 腕や足は、初めはしぜんに、そしてだんだん少し強めを心がけて動かしましょう。

スタート
さあ、いきますよ！
100までね！

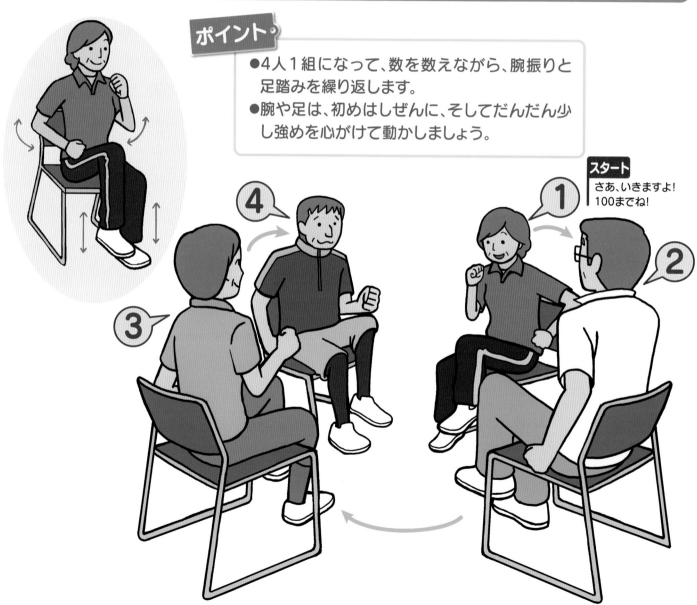

※グループは4人でないといけないわけではありません。人数を変えたり、また、数え始める数字を変えたり…と、課題に慣れたら、いろいろと変化をつけて負荷を上げるようにしましょう。

導入編　グループ用
運動：イスに座りながら足踏みと手の振り

②認知：逆順に「数を声に出しながら」数える

グループでイスに座って行うコグニサイズです。
逆順に数を声に出しながら腕振りと足踏みを繰り返します。

❶ グループで輪を作る
❷ イスを用意して座る
❸ 最初に声を出す人を決める
❹ 腕振りと足踏みを始める
❺ 時計回りに1人ずつ順番に、声に出して「100」から逆に数を数えていく

ポイント
●84歳だから、「84」からいくわよ！」という感じで始めて、数を数えていきましょう。
●まちがっても止めずに続けましょう。

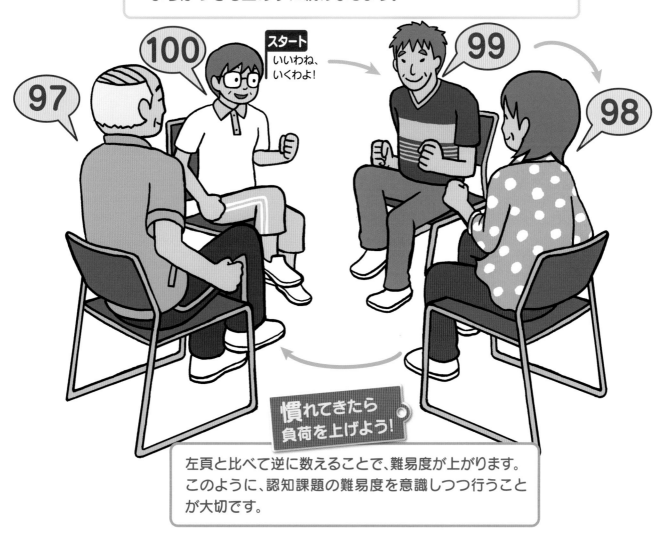

スタート
いいわね、いくわよ!

慣れてきたら
負荷を上げよう！

左頁と比べて逆に数えることで、難易度が上がります。
このように、認知課題の難易度を意識しつつ行うことが大切です。

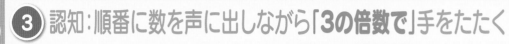

導入編　グループ用
運動：イスに座りながら足踏みと手の振り

③ 認知：順番に数を声に出しながら「**3の倍数で**」手をたたく

グループでイスに座って行うコグニサイズです。
腕振りと足踏みを繰り返し「順番」に数を声に出して3の倍数で手をたたきます。

❶ グループで輪を作る

❷ イスを用意して座る

❸ 最初に声を出す人を決める

❹ 腕振りと足踏みを始める

❺ 時計回りに「1」から声に出して数える。「3、6、9、12…」の3の倍数に当たった人は、声を出さず手拍子を打つというルールで行う（50までくらいから）

ポイント
●声を出すときや、手をたたくときに、足を止めないように気をつけましょう。
●まちがって3の倍数を言ってしまったら、また最初からやり直してもよいでしょう。

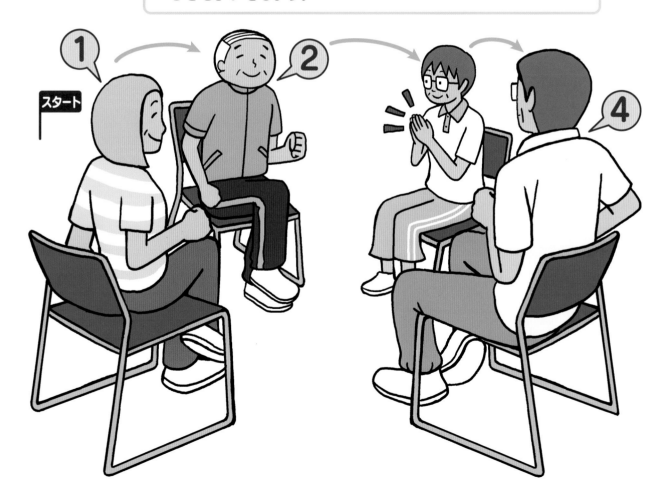

導入編　グループ用
運動：イスに座りながら足踏みと手の振り

4 認知：逆から数を声に出しながら「**5の倍数で**」手をたたく

グループでイスに座って行うコグニサイズです。
腕振りと足踏みを繰り返し「逆順」に数を声に出して5の倍数で手をたたきます。

❶ グループで輪を作る

❷ イスを用意して座る

❸ 最初に声を出す人を決める

❹ 腕振りと足踏みを始める

❺ 時計回りに「100」（DVDでは「50」スタートになっています）から声を出して逆に数える。「95、90、85、80…」の5の倍数に当たった人は、声を出さず手拍子を打つというルールで行う（100から、50から、などやってみましょう）

ポイント

● いきなり5の倍数で手拍子パン…だとわかりづらいので、スタートの「100」（「50」）などは声を出してもよいでしょう。

● 腕振りや足踏みは全員で止めずに行います。まちがったり、声が出なかったりして待つ間も！

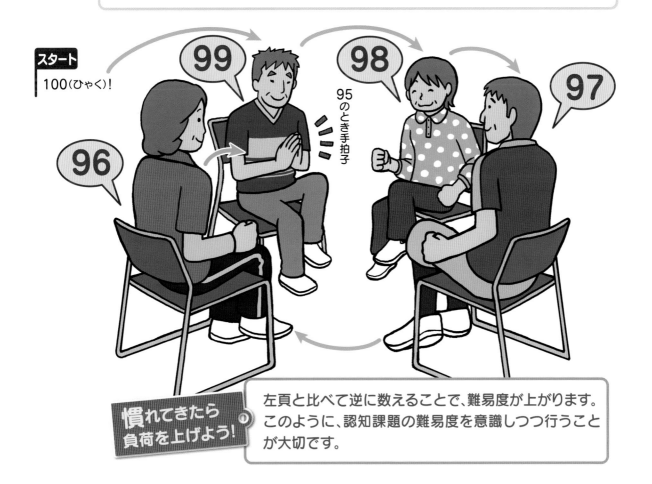

スタート
100（ひゃく）！

99

98

97

96

95のとき手拍子

慣れてきたら負荷を上げよう！

左頁と比べて逆に数えることで、難易度が上がります。このように、認知課題の難易度を意識しつつ行うことが大切です。

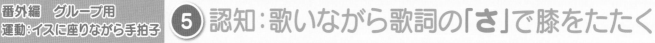

番外編　グループ用
運動：イスに座りながら手拍子
⑤ 認知：歌いながら歌詞の「さ」で膝をたたく

グループでイスに座って行うコグニサイズです。
歌いながら手拍子をし、歌詞の「さ」で膝をたたきます。

❶ 歌と歌詞を覚える

❷ グループで輪を作り、イスを用意して座る

❸ 全員で歌いながら手拍子

❹ 歌詞の「さ」で、自分の両膝を両手でたたく

ポイント

●歌と歌詞をしっかり覚えましょう！
　（この歌なら、皆さんで口ずさめるでしょう）

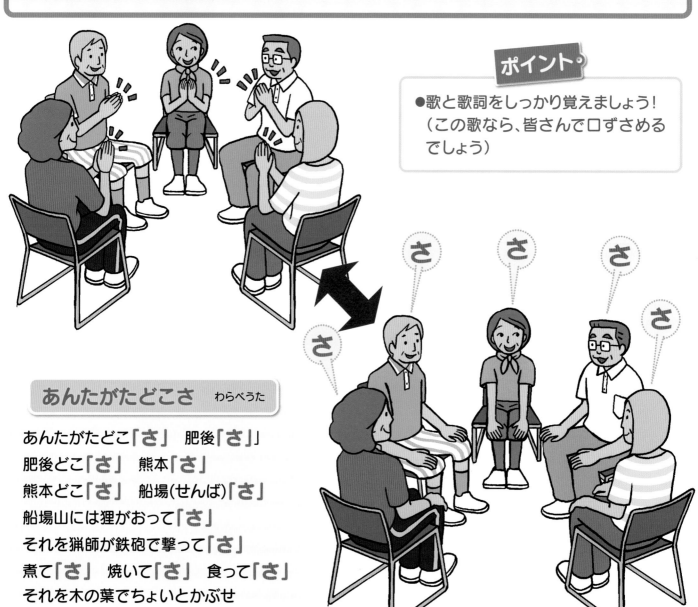

あんたがたどこさ　わらべうた

あんたがたどこ「さ」　肥後「さ」」
肥後どこ「さ」　熊本「さ」
熊本どこ「さ」　船場(せんば)「さ」
船場山には狸がおって「さ」
それを猟師が鉄砲で撃って「さ」
煮て「さ」　焼いて「さ」　食って「さ」
それを木の葉でちょいとかぶせ

番外編　グループ用
運動:イスに座りながら手拍子

❻ 認知:歌いながら歌詞の「さ」で左(右)隣の手のひらをたたく

グループでイスに座って行うコグニサイズです。
歌いながら手拍子をし、歌詞の「さ」で左(右)隣の手のひらをたたきます。

❶ 歌と歌詞を覚える

❷ グループで輪を作り、イスを用意して座る

❸ 全員で歌いながら手拍子

❹ 歌詞の「さ」で左(右)隣の
手のひらをたたく
（右手は手のひらを上に向けて出し、
左手は手のひらで左隣の人の手のひらをたたく）

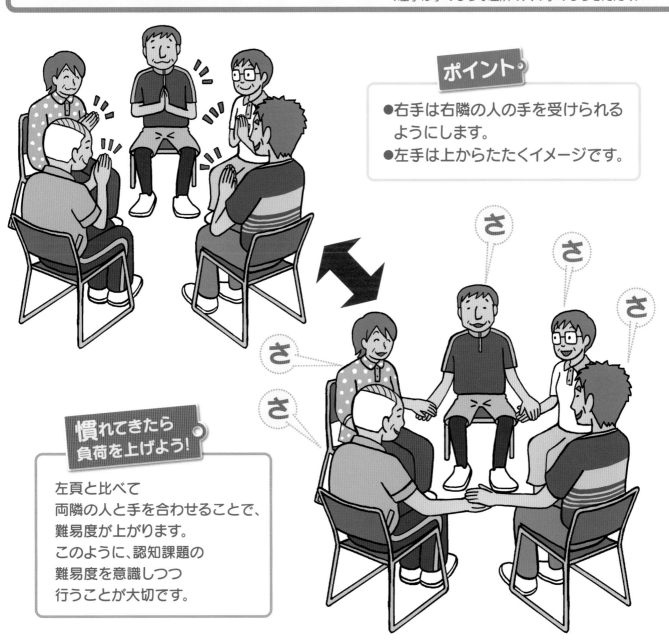

ポイント

● 右手は右隣の人の手を受けられる
ようにします。
● 左手は上からたたくイメージです。

慣れてきたら
負荷を上げよう！

左頁と比べて
両隣の人と手を合わせることで、
難易度が上がります。
このように、認知課題の
難易度を意識しつつ
行うことが大切です。

番外編　グループ用
運動：イスに座りながら手拍子

❼ 認知：歌いながら歌詞の「さ」で左右交互に隣の手ひらをたたく

グループでイスに座って行うコグニサイズです。
歌いながら手拍子をし、歌詞の「さ」が出るたびに右、左と交互に隣の手のひらをたたきます。

❶ 歌と歌詞を覚える

❷ グループで輪を作り、イスを用意して座る

❸ 全員で歌いながら手拍子

❹ 歌詞の「さ」で左（右）隣の
　 手のひらをたたく

❺ 次の「さ」で逆の手のひらをたたく

下図参照

「さ」のとき右の🅐🅑を交互に!!

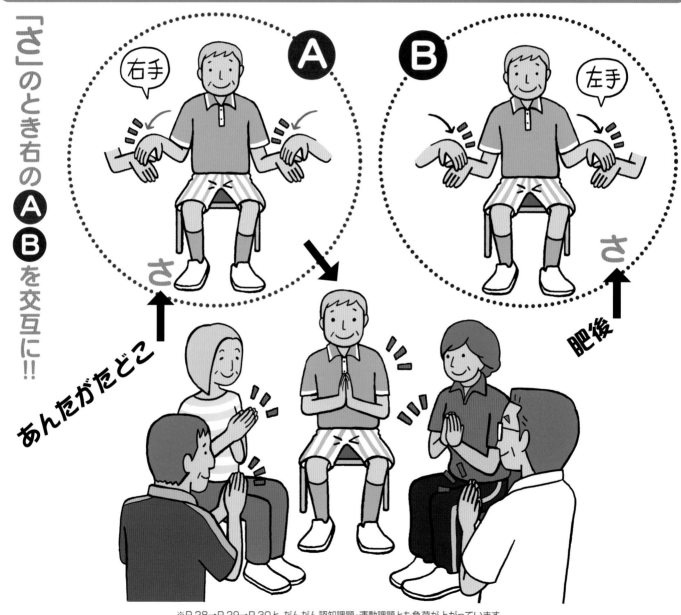

あんたがたどこ　　さ　　肥後　　さ

右手　🅐　🅑　左手

※P.28→P.29→P.30と、だんだん認知課題・運動課題とも負荷が上がっています。

※歌は、『あんたがたどこさ』（わらべうた）です（P.28参照）。

基本編　グループ用
運動：ステップ台

⑧ 認知：引き算を声に出しながら数える

グループでステップ台を使ったコグニサイズです。
引き算を声に出しながら数えます。

① グループで輪を作る
② 高さ10cm程度のステップ台を用意する
③ 最初に声を出す人を決める
④ ステップ台の昇降を始める
⑤ 時計回りに「60」から「3」ずつの
　引き算の答えの数字を言う

ポイント ●ステップ台の昇降を繰り返しながら「60」から「3」ずつ引き算
をした数を答えていきます。

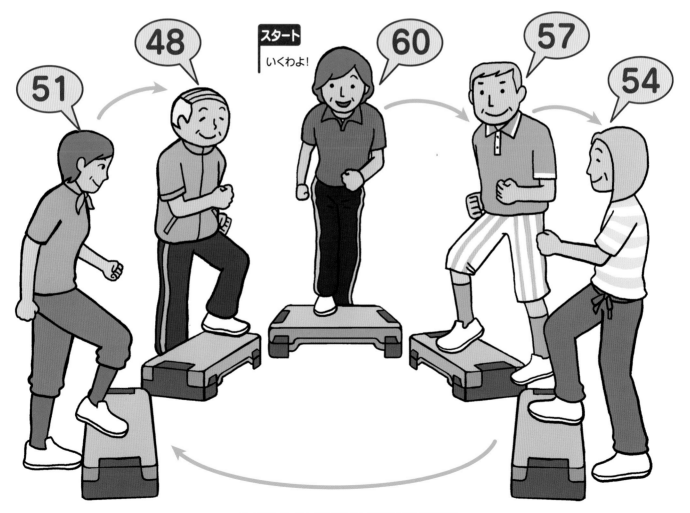

※人数は、5～6人くらいですが、特に決まりはありません。

応用編　グループ用
運動：ステップ台

⑨ 認知：順番に数を声に出しながら「3の倍数」で手をたたく

ステップ台を使ったグループで行うコグニサイズです。
ステップ台への上り下りを繰り返しながら3の倍数だけ言わずに手をたたきます。

❶ グループで輪を作る

❷ 高さ10cm程度のステップ台を用意する

❸ 最初に声を出す人を決める

❹ ステップ台の昇降を始める

❺ 時計回りに「1」から声に出して数える。
「3、6、9、12…」の3の倍数に当たった
人は、声を出さず手拍子を打つという
ルールで行う（50までくらいから）

ポイント
●ステップ台を昇降するスピード、ステップ台の高さの
調節により、運動課題の負荷を調整できます。参加者
のレベルに合わせて行いましょう。

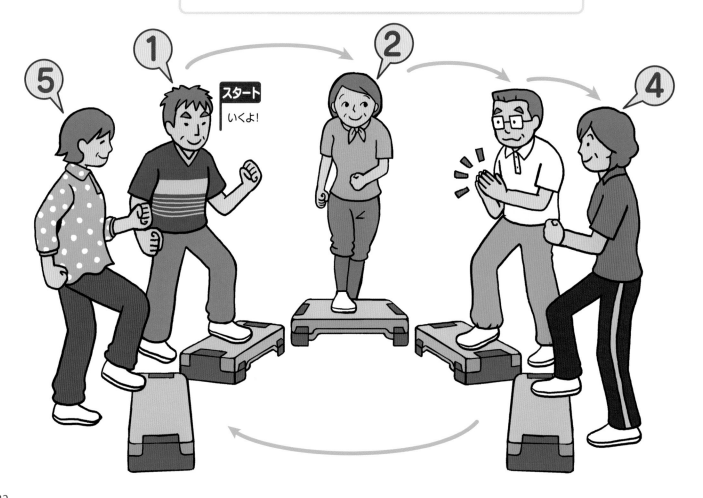

応用編　グループ用
運動：ステップ台

⑩ 認知：逆から数を声に出しながら「4の倍数」で手をたたく

ステップ台を使ったグループで行うコグニサイズです。
「逆順」に数を声に出しながら4の倍数で手をたたきます。

❶ グループで輪を作る

❷ 高さ10cm程度のステップ台を用意する

❸ 最初に声を出す人を決める

❹ ステップ台の昇降を始める

❺ 時計回りに「50」から声に出して逆に数える。「48、44、40、36…」の4の倍数に当たった人は、声を出さずに手拍子を打つというルールで行う。

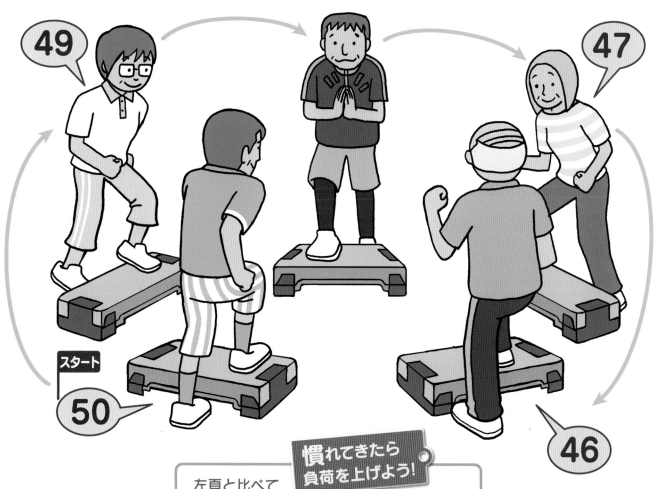

慣れてきたら
負荷を上げよう！

左頁と比べて
逆に数えることで、難易度が上がります。
このように、認知課題の難易度を意識しつつ
行うことが大切です。

応用編　グループ用
運動：ステップ台

⑪ 認知：声に出しながら「**しりとり**」を行う

グループでステップ台を使ったコグニサイズです。
ステップ台への上り下りを繰り返しながら「しりとり」を行います。

① グループで輪を作る

② 高さ10cm程度のステップ台を用意する

③ しりとりを始める人を決める

④ ステップ台の昇降を始める

⑤ 昇降を繰り返しながら、時計回りに
　しりとりを行う

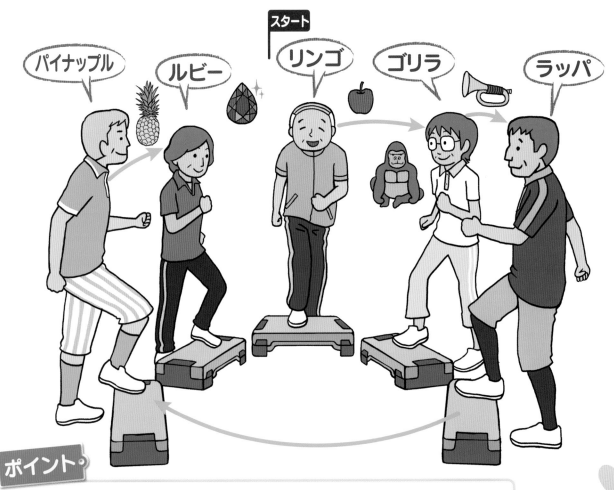

スタート

パイナップル　ルビー　リンゴ　ゴリラ　ラッパ

ポイント

●ここでは5人ひと組になって、順番にしりとりをしながらステップ台昇降を
　行うことで頭と体を同時に使っています。

●5人でなくてもよいですし、しりとりなら1人でも可能です。

●目安は15分くらいです。途中、まちがっても、昇降はやめないで続けます。15
　分間は続けることも大切です。脈拍数で負荷を測りましょう！（P.15参照）

短時間でも
よいので、毎日行う
ことが大切です。

応用編　グループ用
運動：ステップ台

⑫ 認知：前2人分を覚えて声に出しながら「しりとり」を行う

ステップ台を使ったグループで行うコグニサイズです。
前2人分のしりとり言葉を言って「しりとり」を行います。

① グループで輪を作る

② 高さ10cm程度のステップ台を用意する

③ しりとりを始める人を決める

④ ステップ台の昇降を始める

⑤ 昇降を繰り返しながら、時計回りにしりとりをしますが、前の前の人と、前の人が言ったしりとり言葉を言ってから、自分のしりとりの答えを言います。

※前の前の人の言葉＋前の人の言葉＋自分のしりとり言葉を言います。

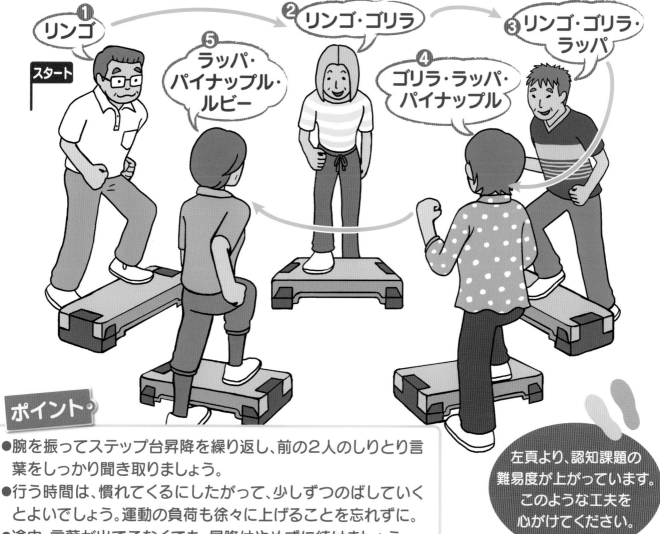

ポイント

● 腕を振ってステップ台昇降を繰り返し、前の2人のしりとり言葉をしっかり聞き取りましょう。

● 行う時間は、慣れてくるにしたがって、少しずつのばしていくとよいでしょう。運動の負荷も徐々に上げることを忘れずに。

● 途中、言葉が出てこなくても、昇降はやめずに続けましょう。

左頁より、認知課題の難易度が上がっています。このような工夫を心がけてください。

⓭ 認知:引き算を声に出しながら数える

1人から2人でできるコグニサイズです。
歩きながら計算を行います。

2名で行う場合

① 2人で並び歩行開始

② ウォーキングしながら、1人は80から7ずつ引き算をして、答えを声に出して言い続ける

③ もう1人は、まちがっていたり、なかなか答えが出なかったりした場合に下図のような
フォローを行う

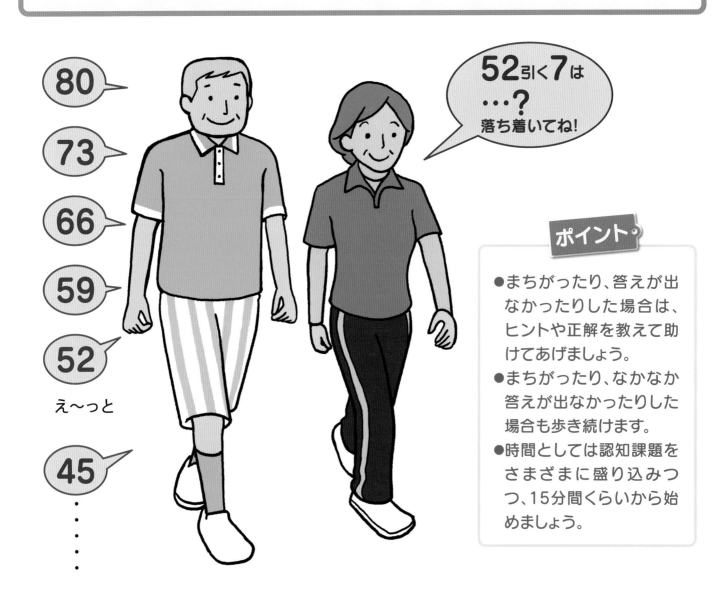

ポイント

● まちがったり、答えが出なかったりした場合は、ヒントや正解を教えて助けてあげましょう。

● まちがったり、なかなか答えが出なかったりした場合も歩き続けます。

● 時間としては認知課題をさまざまに盛り込みつつ、15分間くらいから始めましょう。

応用編　1～2名用
運動：歩行

⑭ 認知：2種類の引き算を声に出しながら交互に数える

1人から2人でできるコグニサイズです。
歩きながら計算を行います。

2名で行う場合

❶ 2人で並び歩行開始

❷ ウォーキングしながら1人は100から3を引く、次に5を引く、2種類の引き算の答えを声に出して言い続ける

❸ もう1人は、計算がまちがっていたり、なかなか答えが出なかったりした場合には、下図のようなフォローを行う

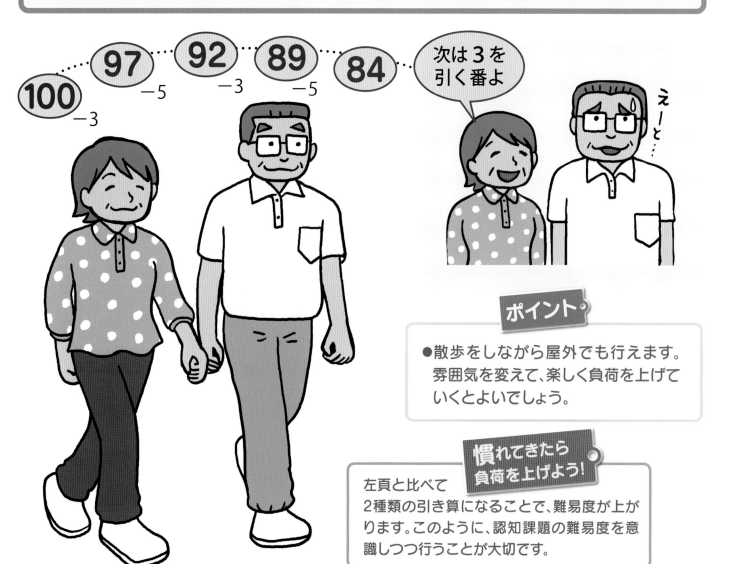

100
−3
97
−5
92
−3
89
−5
84

次は3を引く番よ

えーと…

ポイント

●散歩をしながら屋外でも行えます。雰囲気を変えて、楽しく負荷を上げていくとよいでしょう。

慣れてきたら負荷を上げよう！

左頁と比べて
2種類の引き算になることで、難易度が上がります。このように、認知課題の難易度を意識しつつ行うことが大切です。

基本／応用編　1名用
運動：ラダー

コグニサイズ・ラダーの基本動作

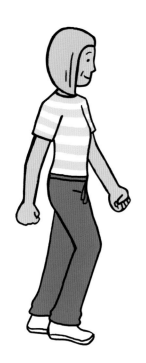

コグニサイズには、ステップ台昇降などのほかにラダーを用いた運動があります。これは数字を記憶しながら足踏みしてマス目を進み、該当の数字の箇所で足をマスの外へ出すなど特別な動作をする運動です。

基本の2マス8歩（1セット）

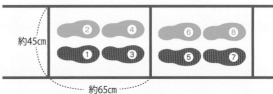

約45cm　　約65cm

- 1歩目から8歩目までの繰り返し何歩目かが、マスの外へ出るバリエーションを覚えながら、足を動かしていきます。
- 床にビニールテープをはっておいてもよいでしょう。
- DVDのように8マスで行いましょう。

ポイント

- できるだけマスを踏まないようにしましょう。
- 慣れてきたら速度を早めましょう！

ラダーの基本…足の運び

用意
マスの前に
両足をそろえて立つ。

基本2マス8歩で1セットです。

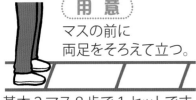

① 右足を出す。

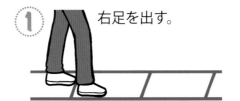

② 左足をそろえる。

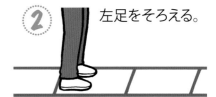

③ 右足を出す。

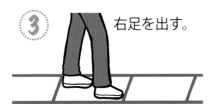

④ 左足をそろえる。

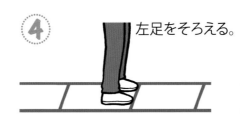

⑤ 右足を出す。

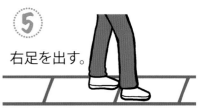

⑥ 左足をそろえる。

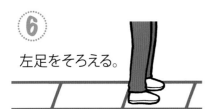

⑦ 右足を出す。

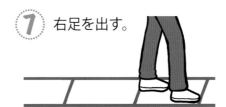

⑧ 左足をそろえる。
これで1セットです。

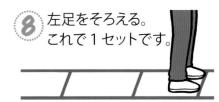

※この1セットを4回（8マス分）、繰り返します。15分間くらい行いましょう。

基本／応用編　1名用 運動：ラダー	**15** ラダー：基本1名用（同じ1マスに4歩）

※認知課題は、何歩目がどの位置かを考える（覚える）ことです。

ポイント

- まずは、基本の2マス8歩1セットの足の運びをゆっくり覚えましょう。
- 慣れるにしたがって、だんだん速くやってみましょう。

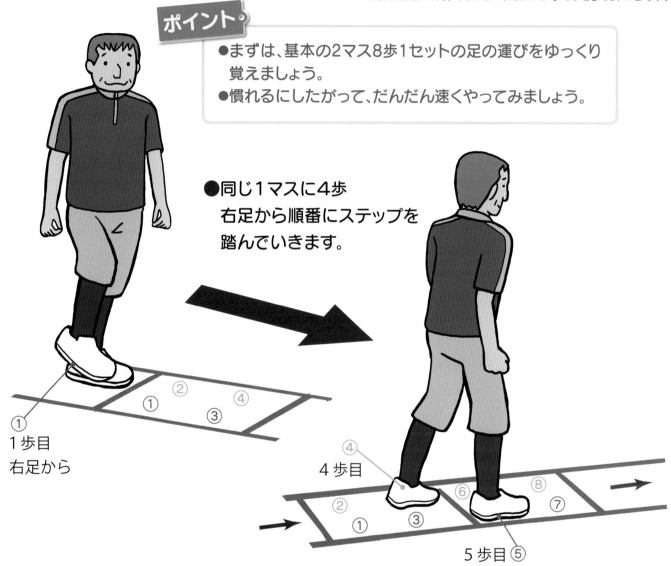

● 同じ1マスに4歩
右足から順番にステップを
踏んでいきます。

① 1歩目 右足から

④ 4歩目

⑤ 5歩目

ここでの足の運び

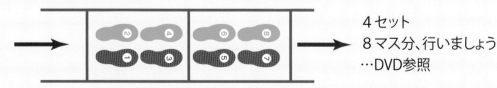

4セット
8マス分、行いましょう
…DVD参照

- 8歩で1セット
- 1〜8歩を繰り返す

基本／応用編　1名用
運動：ラダー
⑯ ラダー：応用1名用…（3,4,7,8歩目をマスの外へ出す）

※認知課題は、何歩目がどの位置かを考える（覚える）ことです。

●P.39の基本の8歩の足の運びから、
　③（3歩目）、④（4歩目）、⑦（7歩目）、⑧（8歩目）を、
　ラダーのマスの外に出す動きをします。

ここでの足の運び

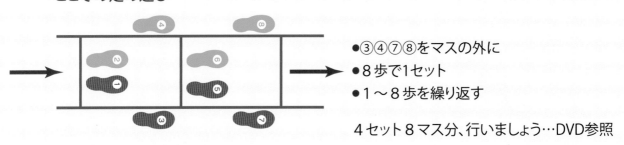

●③④⑦⑧をマスの外に
●8歩で1セット
●1〜8歩を繰り返す

4セット8マス分、行いましょう…DVD参照

3,4,7,8歩目をマスの外へ出す…足の運び

※ここからが上の図と
　対応するところです。

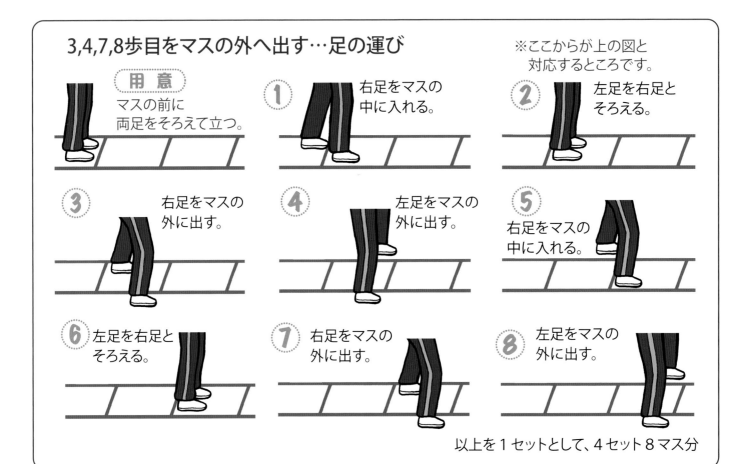

用意　マスの前に両足をそろえて立つ。

1 右足をマスの中に入れる。

2 左足を右足とそろえる。

3 右足をマスの外に出す。

4 左足をマスの外に出す。

5 右足をマスの中に入れる。

6 左足を右足とそろえる。

7 右足をマスの外に出す。

8 左足をマスの外に出す。

以上を1セットとして、4セット8マス分

基本／応用編 1名用 運動:ラダー	**⑰ ラダー:応用1名用（1,2,5,6歩目をマスの外へ出す）**

※認知課題は、何歩目がどの位置かを考える（覚える）ことです。

●P.39の基本の8歩の足の運びから、
①（1歩目）、②（2歩目）、⑤（5歩目）、⑥（6歩目）を、
ラダーのマスの外に出す動きをします。

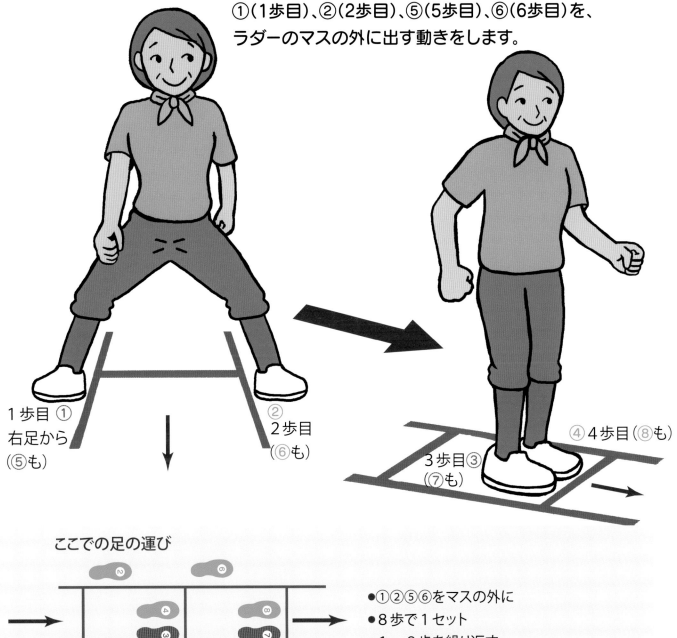

1歩目 ①
右足から
（⑤も）

② 2歩目
（⑥も）

3歩目③
（⑦も）

④ 4歩目（⑧も）

ここでの足の運び

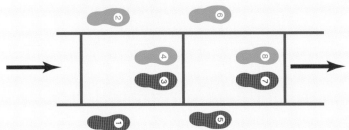

●①②⑤⑥をマスの外に
●8歩で1セット
●1〜8歩を繰り返す

4セット8マス分、行いましょう…DVD参照

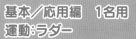

基本／応用編　1名用
運動：ラダー　　⑱ **ラダー：応用1名用（2,5歩目をマスの外へ出す）**

※認知課題は、何歩目がどの位置かを考える（覚える）ことです。

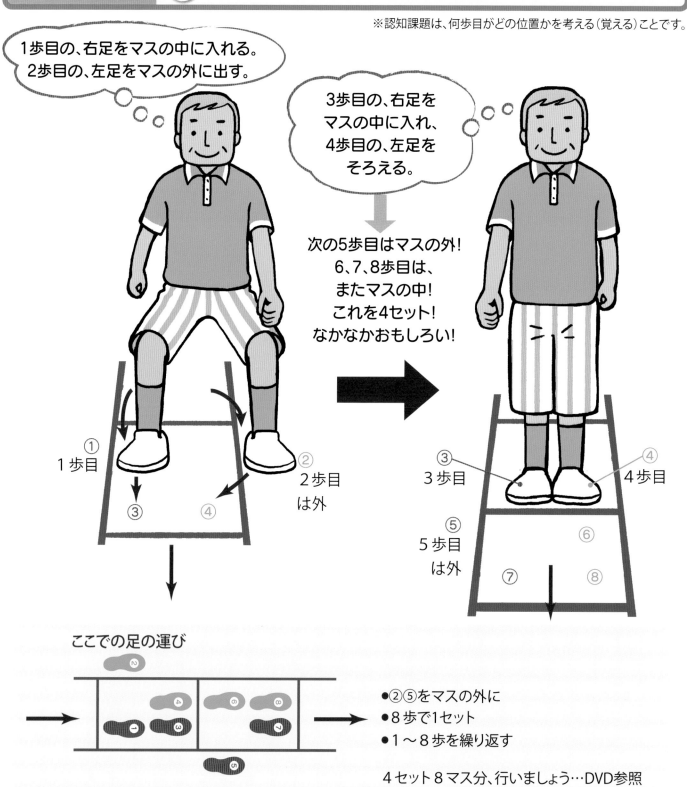

1歩目の、右足をマスの中に入れる。
2歩目の、左足をマスの外に出す。

3歩目の、右足を
マスの中に入れ、
4歩目の、左足を
そろえる。

次の5歩目はマスの外！
6、7、8歩目は、
またマスの中！
これを4セット！
なかなかおもしろい！

① 1歩目

② 2歩目は外

③　④

③ 3歩目　④ 4歩目

⑤ 5歩目は外　⑥

⑦　⑧

ここでの足の運び

●②⑤をマスの外に
●8歩で1セット
●1〜8歩を繰り返す

4セット8マス分、行いましょう…DVD参照

基本／応用編　1名用
運動：ラダー

⑲ ラダー：応用1名用（3,6歩目をマスの外へ出す）

※認知課題は、何歩目がどの位置かを考える（覚える）ことです。

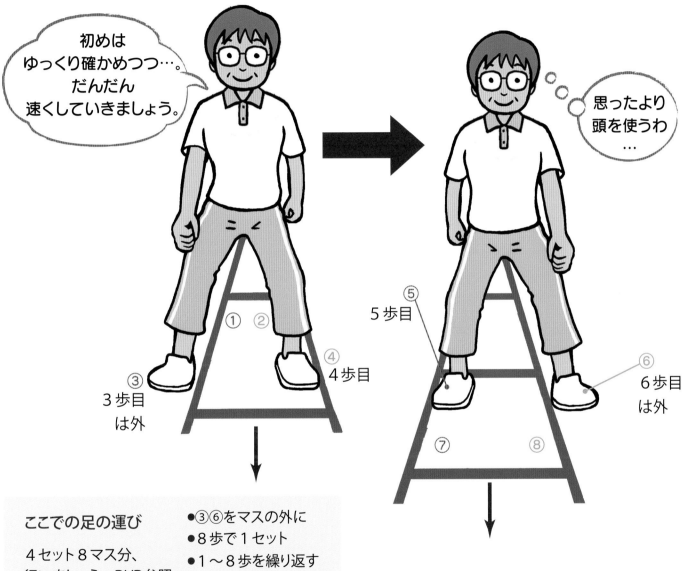

初めは
ゆっくり確かめつつ…。
だんだん
速くしていきましょう。

思ったより
頭を使うわ
…

③ ② ①
3歩目
は外

① ②
④ 4歩目

⑤ 5歩目

⑥
6歩目
は外

⑦ ⑧

ここでの足の運び

4セット8マス分、
行いましょう…DVD参照

●③⑥をマスの外に
●8歩で1セット
●1〜8歩を繰り返す

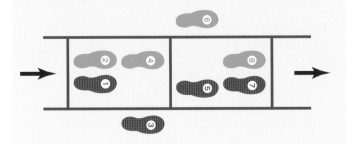

コラム

4 色 あ し ぶ み ラ ダ ー

ラダー運動を手軽に、さらに脳を活性化させることを
目的に「4色あしぶみラダー」が考案されました。赤・青・
黄・緑の4色からなり、島田先生が監修されています。

複合メニュー

⑳ 応用サーキットトレーニング

トレーニングを組み合わせて、一定時間続けると、バランス良く運動が効果的に行える

〈ここでの組み合わせ例（一例として）〉

❶ラダー（3、4、7、8歩目をマスの外へ）…　Ⅲ.コグニサイズ⑯…P.40
❷バランストレーニング（つぎあし）………　Ⅳ.ストレッチ・筋トレ・バランス㉕…P.56
❸モンキー・ウォーク……………………………　Ⅳ.ストレッチ・筋トレ・バランス㉑…P.54

サーキットトレーニングのイメージ

注意点！ グループで行う場合は前の人との間隔を少しあけるようにしましょう。
一定時間続けることが目的です。無理のない範囲で行いましょう。

上記❶❷❸を組み合わせています。
広めの会場なら、いろいろ工夫してやってみましょう。

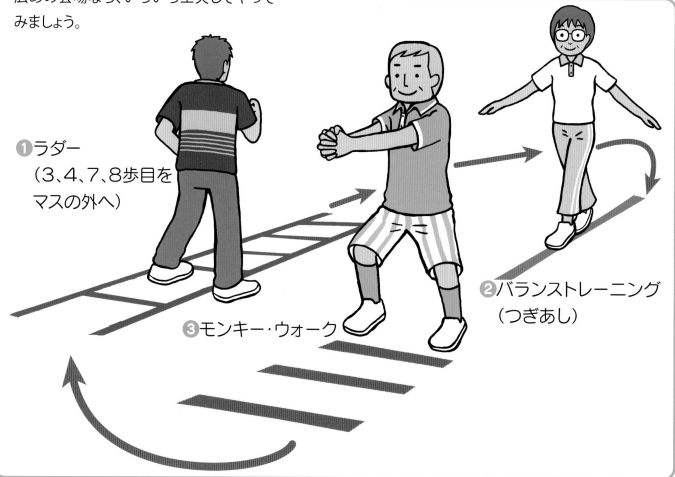

❶ラダー
（3、4、7、8歩目を
マスの外へ）

❸モンキー・ウォーク

❷バランストレーニング
（つぎあし）

ここでの各々について

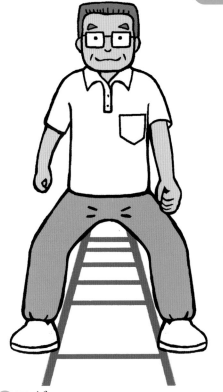

①ラダー
（3、4、7、8歩目を
マスの外へ）
基本の2マス8歩の
中で、どんな足の動
きをするか覚えてす
るので案外負荷が高
いものです。

コラム サーキット
トレーニング の 利点

有酸素運動と筋力量を増やすことが同時行えるのがサーキットトレーニングです。短時間でも、効果的にトレーニングができ、体脂肪を燃焼しながら基礎代謝を上げられます。ここでは1セット3種目のトレーニングを休息なしに連続して行い、全身の筋肉をバランスよく鍛えますが、それぞれの体の状態に応じて種目を増やすなど負荷をかけていきましょう。

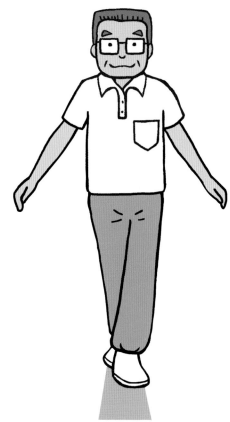

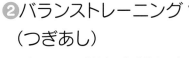

②バランストレーニング
（つぎあし）
バランス能力を鍛えま
す。転倒予防にもつな
がります。

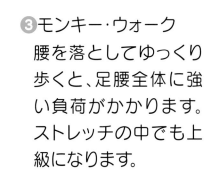

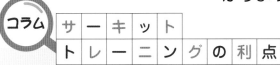

③モンキー・ウォーク
腰を落としてゆっくり
歩くと、足腰全体に強
い負荷がかかります。
ストレッチの中でも上
級になります。

無理をしないで、できる範囲で！ストレッチしよう

どうしてストレッチをしないといけないの？

ストレッチ（英語：Stretch）は、「のばす」とか「引っ張る」という意味です。体の各部の筋や腱を引きのばすことで関節可動域（関節が動くことのできる範囲）を広げ、筋肉を良い状態にするために行います。スポーツでのウォーミングアップやクールダウン、ジムトレーニングやエアロビクスなどのエクササイズ時、日常生活でもリフレッシュや肩凝りなどの解消のために行われます。また、ケガをしないためにもストレッチをして体を動かす準備が必要です。定期的にストレッチをすることが大事で、ほうっておくとまた筋肉は硬くなってしまいます。ストレッチは継続するようにしましょう

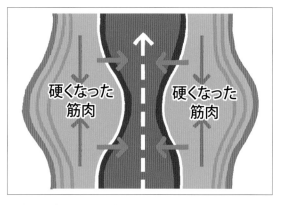

▲筋肉が硬いと筋収縮し、血管を圧迫して血流が悪化する

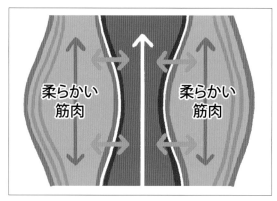

▲ストレッチで弾力性を取り戻し、伸縮して血流ポンプ機能が向上する

ストレッチの効果

次のようなさまざまな効果が期待できます。
- ●筋肉の緊張を和らげる
- ●血液やリンパの循環を促進させる
- ●持続することで柔軟性を高める
- ●傷害の予防、老化の予防
- ●疲労を回復させる

など

※各効果には個人差があります

ストレッチを行う際に注意すること

● リラックスした状態で行いましょう。

● 無理をしないで徐々に体を慣らすようにしましょう。

● 痛みを感じるほど強く行わないようにしましょう。

● 息を止めないようにしぜんな呼吸で行いましょう（息を吸って、吐くときにのばす）。

● ゆっくりとした動作で、筋肉がのびていることを感じながら行いましょう。

● 反動（弾み）をつけないで行いましょう。

● 毎日少しでもよいので習慣化しましょう。

ここを鍛えます

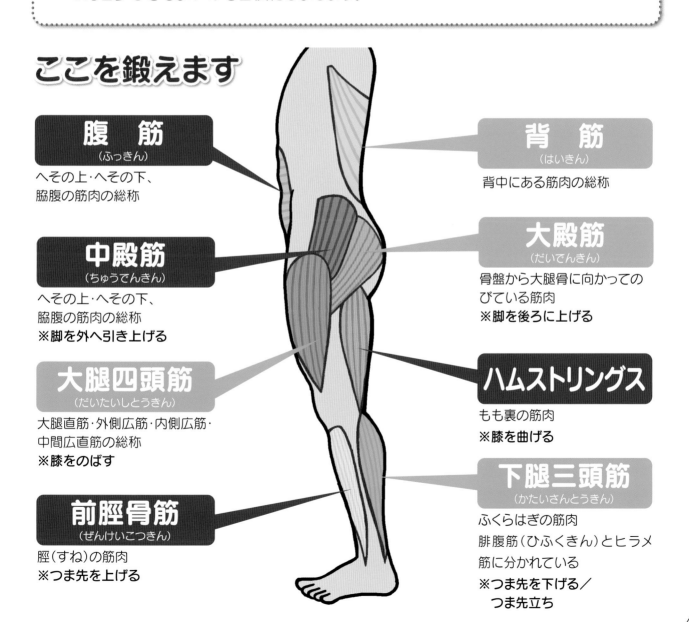

腹　筋
（ふっきん）

へその上・へその下、
脇腹の筋肉の総称

中殿筋
（ちゅうでんきん）

へその上・へその下、
脇腹の筋肉の総称
※脚を外へ引き上げる

大腿四頭筋
（だいたいしとうきん）

大腿直筋・外側広筋・内側広筋・
中間広直筋の総称
※膝をのばす

前脛骨筋
（ぜんけいこつきん）

脛（すね）の筋肉
※つま先を上げる

背　筋
（はいきん）

背中にある筋肉の総称

大殿筋
（だいでんきん）

骨盤から大腿骨に向かっての
びている筋肉
※脚を後ろに上げる

ハムストリングス

もも裏の筋肉
※膝を曲げる

下腿三頭筋
（かたいさんとうきん）

ふくらはぎの筋肉
腓腹筋（ひふくきん）とヒラメ
筋に分かれている
※つま先を下げる／
　つま先立ち

ストレッチ DVD13 ❶足うらのばし

ハムストリングスと下腿三頭筋をのばします。

ポイント つま先は天井に向けて膝を曲げないようにしましょう。

1 イスに浅く座る

2 片足を前にのばす

3 胸を張って上体を前に倒す

4 反対側も繰り返す

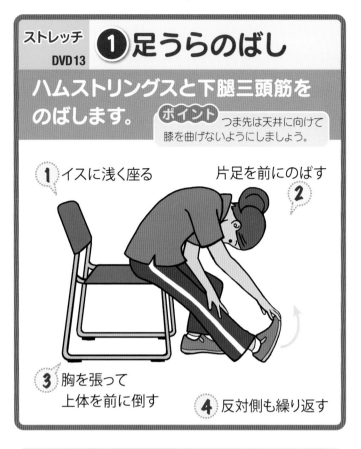

ストレッチ DVD14 ❷足おもてのばし

主に股関節の周りと大腿四頭筋をのばします。

ポイント 背中はできるだけまっすぐにのばし、骨盤が傾かないようにしましょう。

1 つま先と膝を前に向けて広めに足を開く

2 胸を張り腿の前側をのばす

3 反対側も繰り返す

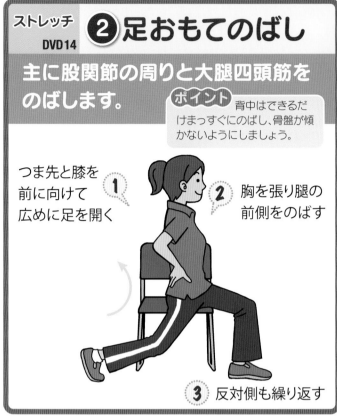

ストレッチ DVD15 ❸アキレス腱のばし

下腿三頭筋をのばします。

ポイント 後ろにのばした足の膝はなるべくのばすようにしましょう。

1 足を前後に開き胸を張る

2 後ろ足のかかとを床に押し付ける

3 反対側も繰り返す

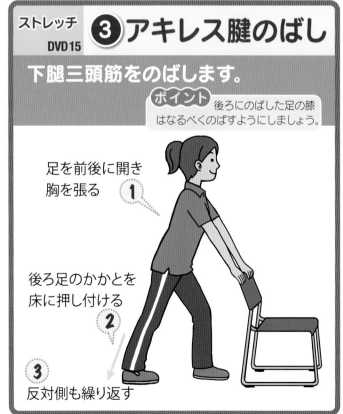

ストレッチ DVD16 ❹お尻のばし

中殿筋と臀部周囲の筋肉をのばします。

ポイント 背中は丸めずおへそから膝へまっすぐ近づけましょう。

1 片足を組んで座る

2 組んだ足のつま先側に体を倒す

3 反対側も繰り返す

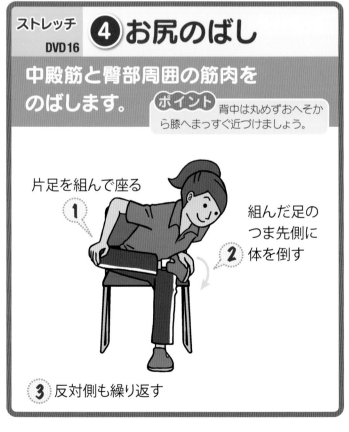

初級 DVD17 ❺ばんざい

背筋群と肩周囲の筋肉を
のばします。

ポイント 胸はしっかり張ったまま、無理のない範囲を心がけましょう。

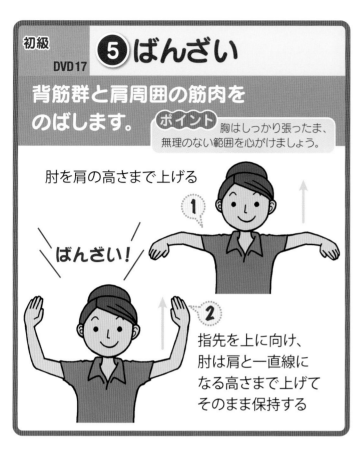

肘を肩の高さまで上げる

1

ばんざい！

2

指先を上に向け、
肘は肩と一直線に
なる高さまで上げて
そのまま保持する

初級 DVD18 ❻おいのり

胸・肩・腕周囲の
筋肉をのばします。

ポイント 腕を左右に動かすとき、体がねじれないように気をつけましょう。

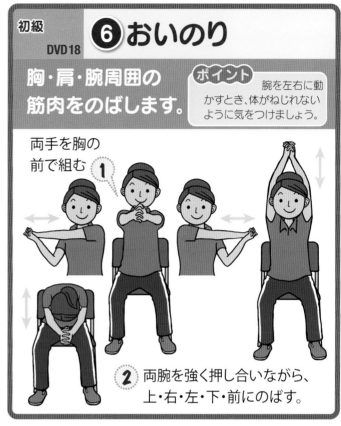

両手を胸の
前で組む **1**

2 両腕を強く押し合いながら、
上・右・左・下・前にのばす。

Ⅳ. ストレッチ・筋トレ・バランス まとめ①

すべての基本は正しい姿勢から！
姿勢と呼吸を整えてから
始めましょう。

姿勢が悪いと骨格や筋肉・内臓に余分
な負担がかかります。正しい姿勢は、筋
肉をバランスよく発達させ、関節や骨に
無理なく体重をかけることができます。

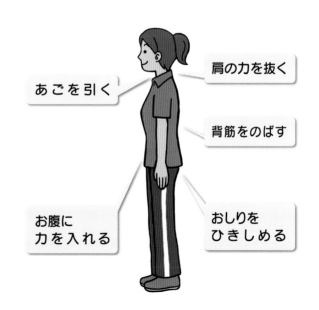

あごを引く

肩の力を抜く

背筋をのばす

お腹に
力を入れる

おしりを
ひきしめる

49

⑦ ツイスト
初級 DVD19

腹筋群、股関節の屈筋群を鍛えます。

ポイント 肘と膝がつかない場合には、なるべく近い距離までもっていけるようにしましょう。

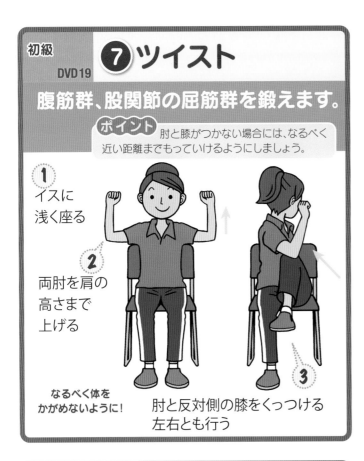

1 イスに浅く座る

2 両肘を肩の高さまで上げる

なるべく体をかがめないように！

肘と反対側の膝をくっつける
左右とも行う

3

⑧ けりあげ
初級 DVD20

主に大腿四頭筋を鍛えます。

ポイント 膝をのばしたとき、つま先はしっかり上に向けましょう。

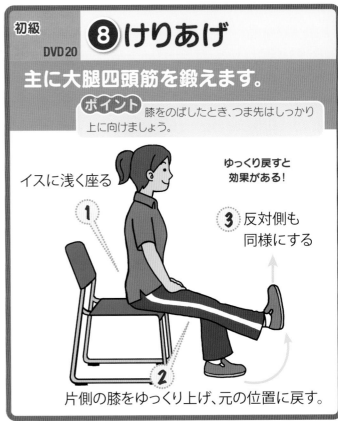

イスに浅く座る 1

ゆっくり戻すと効果がある！

3 反対側も同様にする

2

片側の膝をゆっくり上げ、元の位置に戻す。

⑨ 膝の曲げ
初級 DVD21

ハムストリングスを鍛えます。

ポイント 曲げているほうの膝は前へ出さないようにしましょう。

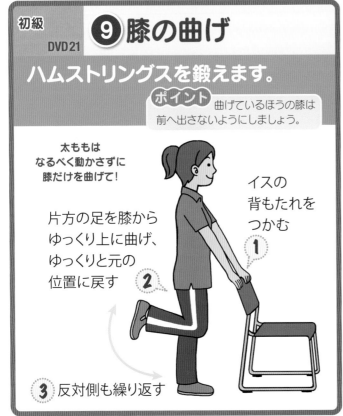

太ももはなるべく動かさずに膝だけを曲げて！

イスの背もたれをつかむ 1

片方の足を膝からゆっくり上に曲げ、ゆっくりと元の位置に戻す 2

3 反対側も繰り返す

⑩ 横あげ
初級 DVD22

主に中殿筋を鍛えます。

ポイント 上げる足のつま先は外へ開かず、前へ向けたままにしましょう。

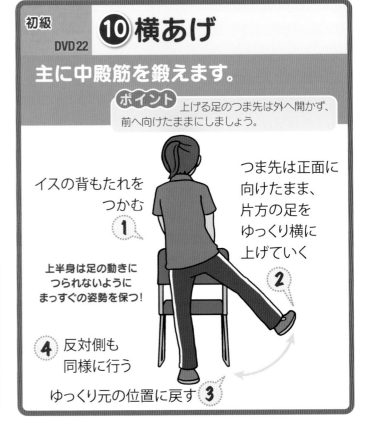

イスの背もたれをつかむ 1

つま先は正面に向けたまま、片方の足をゆっくり横に上げていく 2

上半身は足の動きにつられないようにまっすぐの姿勢を保つ！

4 反対側も同様に行う

ゆっくり元の位置に戻す 3

初級 DVD23 ⑪背のび

下腿三頭筋を中心に鍛えます。

ポイント 体はまっすぐの姿勢を崩さず、指先まで力を入れて上げ下ろしを行いましょう。

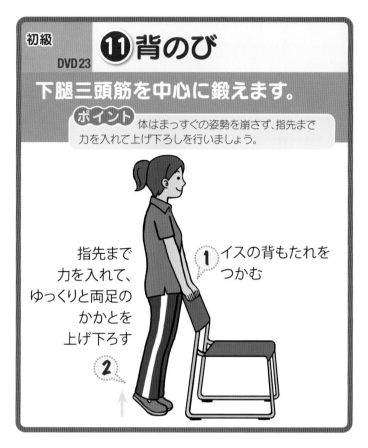

1 イスの背もたれをつかむ

指先まで力を入れて、ゆっくりと両足のかかとを上げ下ろす

2

初級 DVD24 ⑫スクワット

大腿四頭筋、大殿筋を鍛えます。

ポイント 膝は直角までは曲げずにほどよいところで止め、つま先よりも前へ出過ぎないようにしましょう。

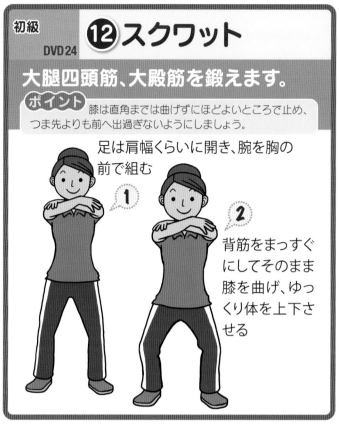

足は肩幅くらいに開き、腕を胸の前で組む

1

2 背筋をまっすぐにしてそのまま膝を曲げ、ゆっくり体を上下させる

Ⅳ. ストレッチ・筋トレ・バランス まとめ②

足首や各関節をのばすメニューを中心に！腹筋、股関節、下肢の部位を意識してほぐしましょう。

初級からステップアップしていくためには正しいフォームをマスターすることが効果を引き出すことにつながります。慣れるまでは動作をゆっくり行い、筋肉（目的部位）を意識できるようになりましょう。

ストレッチの基本

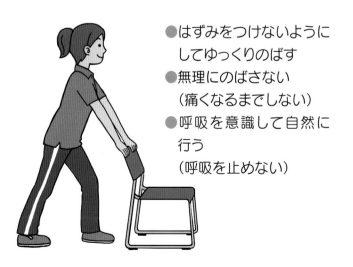

● はずみをつけないようにしてゆっくりのばす

● 無理にのばさない（痛くなるまでしない）

● 呼吸を意識して自然に行う（呼吸を止めない）

中級　DVD 25　⓭足あげ

股関節の屈筋群を鍛えます。

ポイント 背筋は曲げずまっすぐの姿勢を保つようにしましょう。

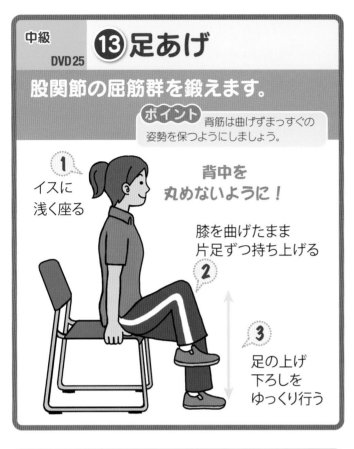

1 イスに浅く座る

背中を丸めないように！

2 膝を曲げたまま片足ずつ持ち上げる

3 足の上げ下ろしをゆっくり行う

中級　DVD 26　⓮足そらし

大殿筋を中心とした筋肉を鍛えます。

ポイント 腰は反らさないようにして、上半身は傾かないようにしましょう。

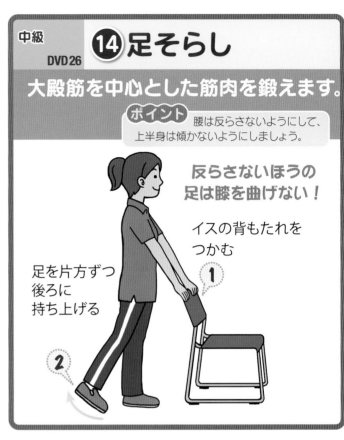

反らさないほうの足は膝を曲げない！

1 イスの背もたれをつかむ

足を片方ずつ後ろに持ち上げる

2

中級　DVD 27　⓯背すじのばし

背筋をのばします。

ポイント 反りすぎて腰が前へ出ないようにしましょう。

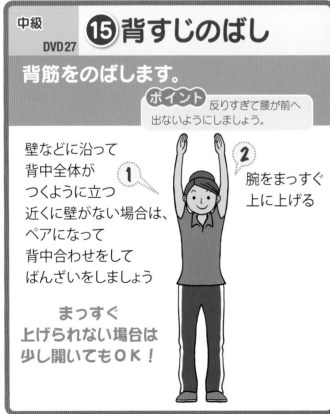

1 壁などに沿って背中全体がつくように立つ
近くに壁がない場合は、ペアになって背中合わせをしてばんざいをしましょう

2 腕をまっすぐ上に上げる

まっすぐ上げられない場合は少し開いてもOK！

中級　DVD 28　⓰腕立て伏せ

肩、上腕、胸筋、背筋を鍛えます。

ポイント 上腕がまっすぐになるまで戻すようにしましょう。

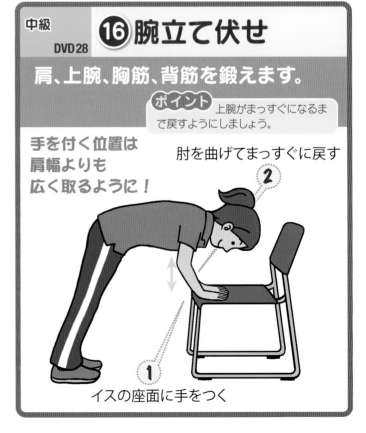

手を付く位置は肩幅よりも広く取るように！

2 肘を曲げてまっすぐに戻す

1 イスの座面に手をつく

中級 DVD29 ⑰両足あげそらし

下腿三頭筋と前脛骨筋を鍛えます。

ポイント かかととつま先を交互に繰り返すようにしましょう。

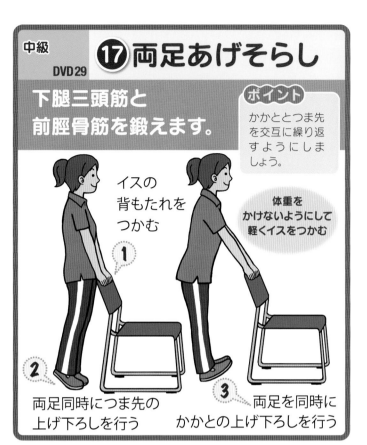

- イスの背もたれをつかむ ①
- 体重をかけないようにして軽くイスをつかむ
- ② 両足同時につま先の上げ下ろしを行う
- ③ 両足を同時にかかとの上げ下ろしを行う

中級 DVD30 ⑱しこふみ

体全体のバランスをとる練習です。

ポイント 膝をやわらかく使ってショックを吸収させ、次の動作へのバネにするようにしましょう。

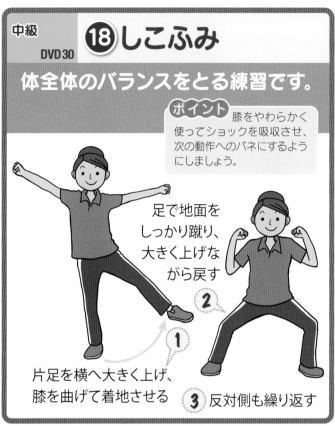

- 足で地面をしっかり蹴り、大きく上げながら戻す ②
- ① 片足を横へ大きく上げ、膝を曲げて着地させる
- ③ 反対側も繰り返す

高齢期こそ運動習慣をつけましょう。

誰でも健康でいきいき生活したいものですが、病気や老化のために介護を受けるような状態になることがあります。高齢になっても運動の効果は得られます。いつまでも健康でいるために運動を心がけましょう。

高齢期における介護が必要となる原因は、1位が脳血管疾患、2位が高齢による衰弱、3位が転倒・骨折です。特に衰弱や転倒は運動習慣を身につけることによって予防できることがわかってきました。

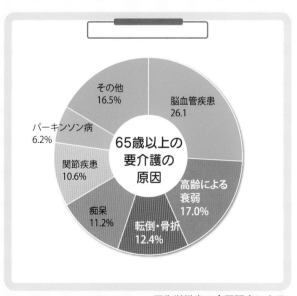

65歳以上の要介護の原因
- 脳血管疾患 26.1
- その他 16.5%
- パーキンソン病 6.2%
- 関節疾患 10.6%
- 痴呆 11.2%
- 転倒・骨折 12.4%
- 高齢による衰弱 17.0%

厚生労働省の全国調査による

上級 DVD31 ⑲立橋

背筋、大殿筋、大腿四頭筋を鍛え、バランス練習にもなるトレーニングです。

ポイント 足と腕は必ず左右逆のセットで行うようにしましょう。

② 片方の足と反対側の腕を上げ、座面と平行になるようにまっすぐにのばす（3秒間保持）

③ 反対側も同様に行う

① イスの座面に両手をつく

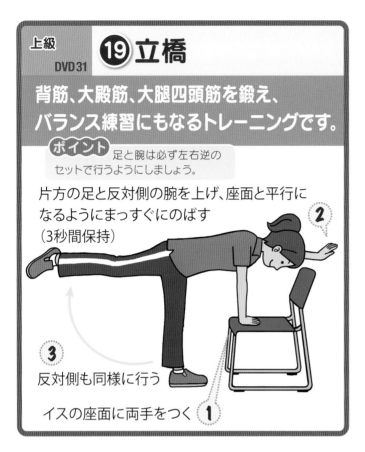

上級 DVD32 ⑳足で円を描く

体幹のバランス練習になります。

ポイント 回さないほうの軸足は膝を少し落としてなるべく大きく円を描くようにしましょう。

① イスに並ぶように立ち、近いほうの手でイスの背もたれをつかむ

② イスと遠いほうの足を大きく時計回りに円を描くように動かす

③ 時計回り、反時計回りの両方を行う

④ 反対側も同様に行う

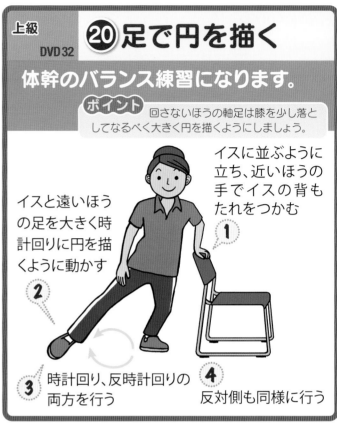

上級 DVD33 ㉑モンキー・ウォーク

足腰全体を鍛える運動です。

ポイント 目線は正面のまま保ち、腰は曲げないように注意しましょう。

① 両足を肩幅くらいに開く

② 両膝を曲げて腰を落とし、両手を前にのばして組む

③ この姿勢のままゆっくりと前に歩く

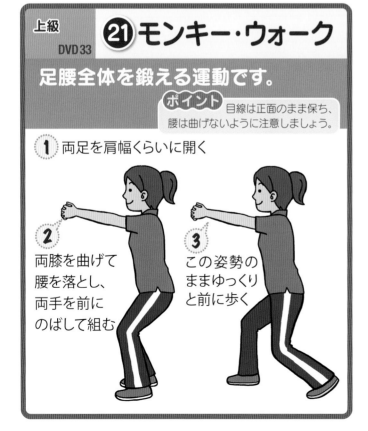

上級 DVD34 ㉒足そらし（スピード）

大殿筋を中心とした筋肉を鍛えます。

ポイント 腰は反らさず上半身は傾かないようにし、反らさないほうの足は膝を曲げないようにまっすぐ保ちましょう。

① イスの背もたれをつかむ

これをできるだけ速く繰り返す（片方30回を目標）

② 足を片方ずつ後ろに反らす

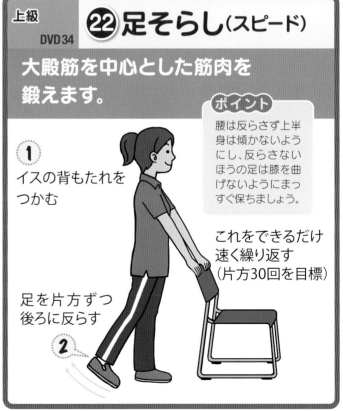

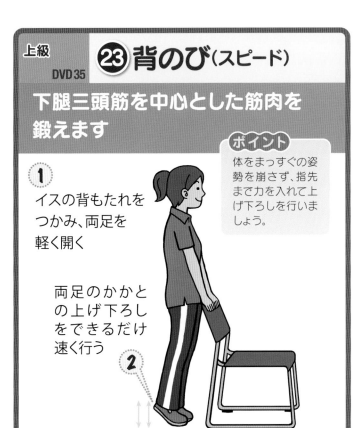

上級
DVD 35

㉓ 背のび（スピード）

下腿三頭筋を中心とした筋肉を鍛えます

ポイント
体をまっすぐの姿勢を崩さず、指先まで力を入れて上げ下ろしを行いましょう。

① イスの背もたれをつかみ、両足を軽く開く

両足のかかとの上げ下ろしをできるだけ速く行う

②

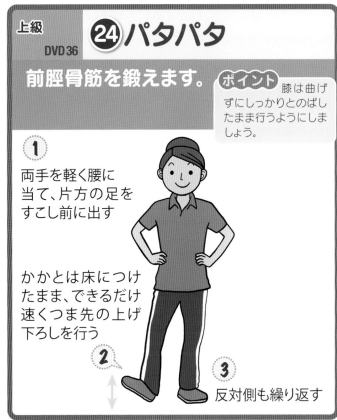

上級
DVD 36

㉔ パタパタ

前脛骨筋を鍛えます。

ポイント
膝は曲げずにしっかりとのばしたまま行うようにしましょう。

① 両手を軽く腰に当て、片方の足をすこし前に出す

かかとは床につけたまま、できるだけ速くつま先の上げ下ろしを行う

②

③ 反対側も繰り返す

ストレッチをするときは数を数えながら！

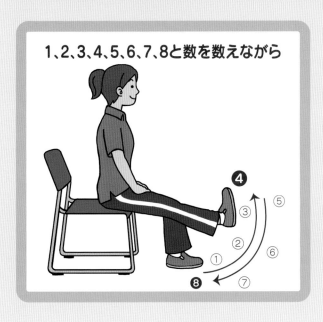

1、2、3、4、5、6、7、8と数を数えながら

慣れないうちはストレッチをしているとついつい力が入ってしまいますが、それでは十分にストレッチの効果が発揮できません。心身をリラックスさせ、呼吸は普段通りしぜんにするように心がけましょう。ゆったりしたテンポで、1、2、3、4、5、6、7、8と数を数えながらストレッチを行います。また、息を止めると血圧が上がることがあります。息を続けるためにも数を数えるようにします。

※DVDの映像に入っている「1，2，3，4…8」の声のテンポを参考にやってみましょう。

バランス
トレーニング
DVD37　㉕ バランス（つぎあし）

バランストレーニングです。

ポイント 慣れないうちは少し足下を見ても構いませんが、顔はなるべく正面を向きましょう。

**体のバランスを
まっすぐ
保てるように！**

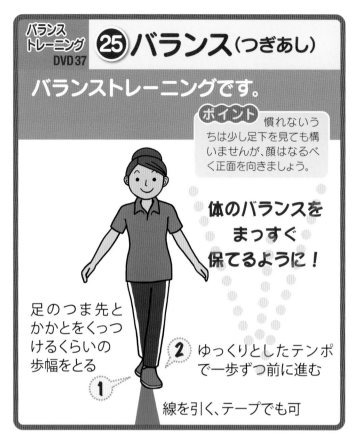

足のつま先とかかとをくっつけるくらいの歩幅をとる **1**

2 ゆっくりとしたテンポで一歩ずつ前に進む

線を引く、テープでも可

バランス
トレーニング
DVD38　㉖ バランス（ジグザグ歩き）

バランストレーニングです。

ポイント 顔と姿勢はできるだけまっすぐに前を向くようにしましょう。

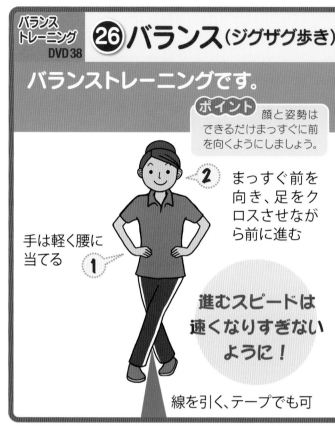

手は軽く腰に当てる **1**

2 まっすぐ前を向き、足をクロスさせながら前に進む

**進むスピードは
速くなりすぎない
ように！**

線を引く、テープでも可

バランス能力とトレーニング

バランス能力と転倒予防

バランス能力とは、静止姿勢や動作中の姿勢を保つ能力、不安定な姿勢から速やかに回復させる能力をいいます。バランス能力は感覚系、中枢神経系、筋骨格系などが重要な役割をしています。高齢者は加齢により筋力が低下しているため、筋力がバランス能力に大きく影響しています。転倒予防には筋力トレーニングとバランストレーニングを併せて行うと効果的といわれます。

感 覚 系　（視覚・表在感覚・深部感覚・前庭感覚）
体の位置や動きを感じる

中枢神経系　（小脳・脳幹）
情報を整理して指令を出す

筋骨格系　（筋・骨・関節）
体を動かして姿勢を調整する

有酸素運動とは

有酸素運動

有酸素運動とは…
運動の強度があまり高くないウォーキングやジョギングなどを適度な時間行うことができる運動を「有酸素運動」といいます。呼吸で体内に取り入れた酸素を使って、運動中に筋肉を収縮させるためのエネルギー「アデノシン三燐酸（ATP）」を作り出すことで呼ばれています。一方、酸素不足の場合には乳酸が発生するため無酸素運動といわれます。

酸素を取り込む
有酸素運動で、
糖質と脂肪を分解します！

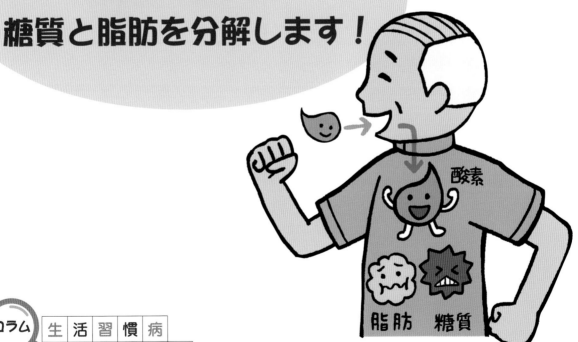

酸素

脂肪　糖質

コラム　生活習慣病予防に効果！

有酸素運動は脂肪を燃焼させることから、高脂血症や高血圧、糖尿病など肥満が原因となる生活習慣病予防に効果があります。また、善玉コレステロール（HDL）値が上昇したり、筋量の増加に伴って基礎代謝量が増加したり、ストレス解消などの効果や、筋肉や脳の老化防止にも効果があると期待されています。

有酸素運動② ステップ

有酸素運動　DVD41

❶ 10cm程度の高さの台（ステップ台）を用意して昇り降りを繰り返す

❷ 右足上げ→左足上げ→右足下げ→左足下げ（左右逆でも可）

❸ 15分から30分ほど続ける

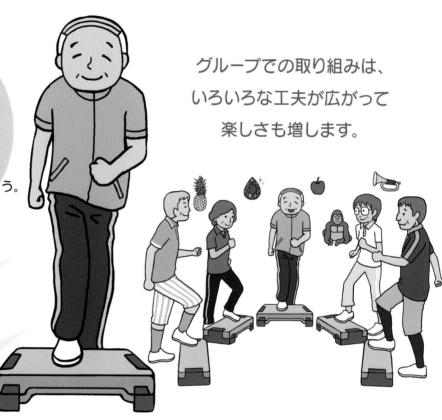

初めは、5〜10分で休憩をはさみつつにしましょう！

思うよりハードですから、くれぐれも無理のないようにしましょう。

グループでの取り組みは、いろいろな工夫が広がって楽しさも増します。

顔はなるべく正面を向く

腕は足の動きに合わせしぜんな形で振る

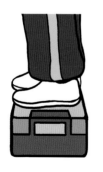
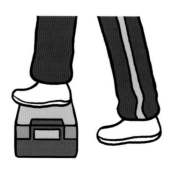

負荷の上げ方

台の高さを上げる、または昇り降りの速度を上げて、運動強度を調整しましょう。

有酸素運動
DVD 42
有酸素運動③ ウォーキング

ウォーキングは有酸素運動の中でも最も手軽で、体への負担や衝撃も少なく安全な運動です。

ウォーキングで
しっかり
有酸素運動を
するために！

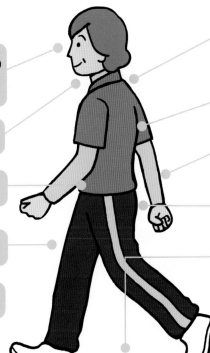

視線は前方の遠くに

肩の力を抜く

あごを引く

背筋をのばす

腹筋をしめる

腕は前後に大きく振る

脚をのばす

お尻に力を入れる

かかとから着地する

できるだけ歩幅を広くとる

つま先でしっかり蹴り出す

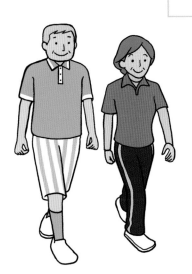

ウォーキング
＋
引き算などで、
今すぐコグニサイズが
楽しくできます！

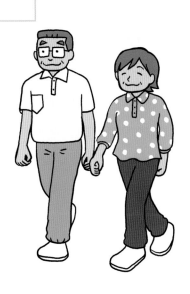

●目標がはっきりしないと続きません。P.62のように、目標を設定して行いましょう。（P.15も参照）

●目標設定後は、記録していくことも大切です。右の表（P.61）をコピーして使用するとよいでしょう。

コグニサイズの記録（運動時間と歩数）

毎日コグニサイズをしましょう。
行ったら、記録をしましょう。

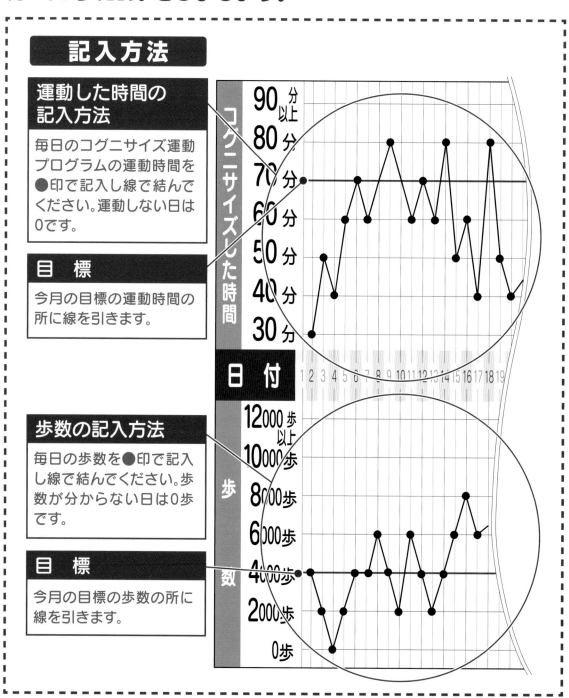

記入方法

運動した時間の記入方法

毎日のコグニサイズ運動プログラムの運動時間を●印で記入し線で結んでください。運動しない日は0です。

目　標

今月の目標の運動時間の所に線を引きます。

歩数の記入方法

毎日の歩数を●印で記入し線で結んでください。歩数が分からない日は0歩です。

目　標

今月の目標の歩数の所に線を引きます。

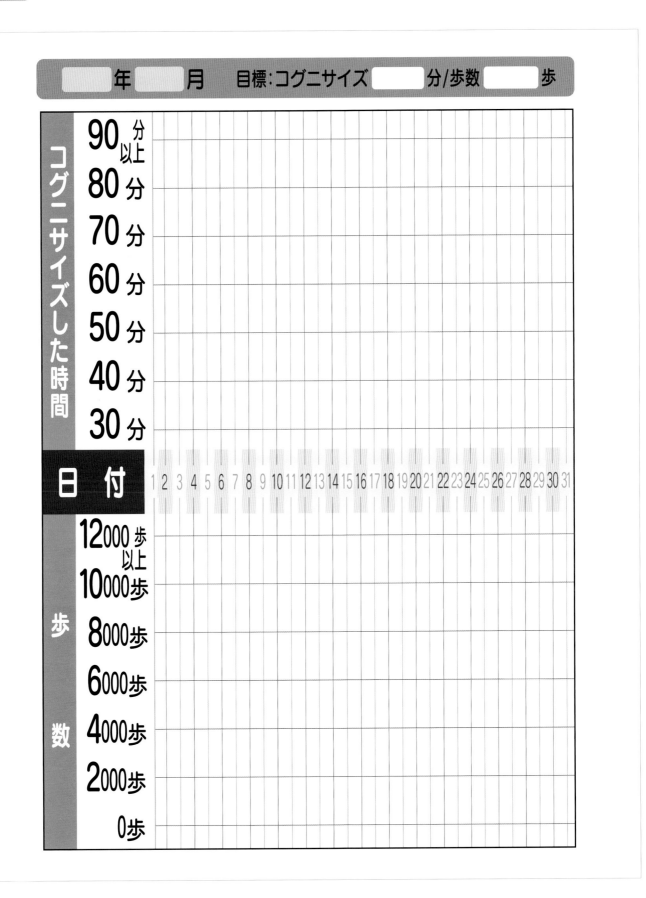

安全でかつ効果的に運動を行うために!
目標心拍数を求めておくようにしましょう。

最初は軽めの強度で行い、徐々に慣れてくれば
強度を上げていきます。
運動習慣がついてくれば強めの運動を行うと
効果的です。

自分のペースであせらず、ゆっくり、楽しく運動!

●運動強度について

強度の目安	自覚的強さ	下図の強度
軽　　め	楽であると感じる	40%
中くらい	ややきついと感じる	60%
強　　め	きついと感じる	80%

☐年 ☐月　目標とする心拍数と運動強度

目標心拍数

運動強度40%：　　　　　　　　　　　　　　　回/分

運動強度60%：　　　　　　　　　　　　　　　回/分

運動強度80%：　　　　　　　　　　　　　　　回/分

強度一覧表

運動強度40%		年齢（才）					
		65	70	75	80	85	90
安静時心拍数 （回/分）	60	101	99	98	96	95	94
	70	107	105	104	102	101	100
	80	113	111	110	108	107	106

運動強度60%		年齢（才）					
		65	70	75	80	85	90
安静時心拍数 （回/分）	60	121	119	117	115	113	110
	70	125	123	121	119	117	114
	80	129	127	125	123	121	118

運動強度80%		年齢（才）					
		65	70	75	80	85	90
安静時心拍数 （回/分）	60	141	138	136	136	135	127
	70	143	140	138	138	132	129
	80	145	142	140	137	134	131

※コピーしてお使いください。

高齢者向け介護予防アプリでも!!

● オンライン 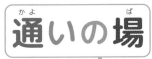 アプリ…高齢者の活動増進を図り、介護予防に役立てるため開発された。無償提供。

下の二次元コードからダウンロードできます。

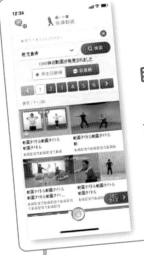

通いの場 体操動画

自宅でできる体操 盛りだくさん!!

全国の自治体が作成した体操情報は1,000種類以上!お住まいの地域のご当地体操を見つけ挑戦してみて下さい。認知症予防に効果的なプログラム「コグニサイズ」も全40種類公開しています。

コグニサイズの動画も見られます!!

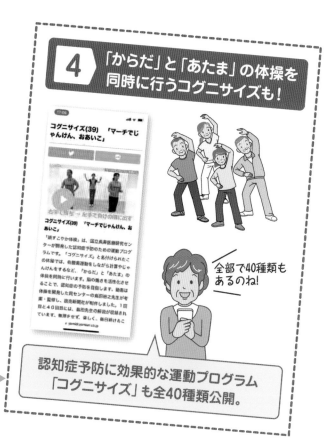

4 「からだ」と「あたま」の体操を同時に行うコグニサイズも!

全部で40種類もあるのね!

認知症予防に効果的な運動プログラム「コグニサイズ」も全40種類公開。

アプリ1つで3つの活動を促進できる!

身体・知的・社会活動を促進して認知症を予防しよう

紹介動画はこちら

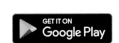

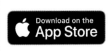

二次元コードを読み込むか「通いの場」で検索して今すぐ無料ダウンロード

通いの場　検索

①Google PlayまたはApp Storeから「オンライン通いの場」アプリをダウンロードします。　②アプリを起動し、メッセージに従って会員登録を行ってください。

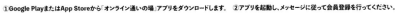

※このページは、国立研究開発法人　国立長寿医療研究センターが作成したパンフレット「オンライン通いの場アプリ説明書」より作成しました。
ぜひ、「オンライン通いの場アプリ」をダウンロードして、コグニサイズをはじめとした様々な介護予防に関するコンテンツを体感してみてください。

● 監修・編著者 ────── 島田　裕之（しまだ・ひろゆき）
国立研究開発法人　国立長寿医療研究センター
研究所　老年学・社会科学研究センター長

● 指導・著者 ────── 土井　剛彦（どい・たけひこ）
国立研究開発法人　国立長寿医療研究センター
研究所　老年学・社会科学研究センター
予防老年学研究副部長

● 協力者 ────── 同・研究員　堤本　広大
同・研究員　中窪　翔
同・研究員　堀田　亮
同・研究補助員　井上ひとみ
同・研究補助員　永田　千佳
（上記はDVDも同じ）

DVD制作
株式会社メディアスタイリスト
浅野祐紀、澤井　圭

本文イラスト：山下光恵／本文レイアウト：森高ハルヨ(AD.Cock)／編集協力：前田万亀子
表紙・盤面デザイン：永井一嘉
企画編集：安藤憲志／校正：堀田浩之

※DVD付属のアプリのサービス終了により、2023年6月に改訂版発行。内容は、P63を除き変更ありません。

動画いっぱい!!**DVD**つきで、よくわかる!!
認知症予防運動プログラム
コグニサイズ®入門 改訂版

2015年4月　　初版発行
2023年8月　　改訂初版発行

監修・編著者：島田　裕之（しまだ・ひろゆき）
指導・著者：土井　剛彦（どい・たけひこ）

発行人 岡本　功
発行所 ひかりのくに株式会社

〒543-0001　大阪市天王寺区上本町3-2-14　TEL06-6768-1155
　　　　　　　郵便振替00920-2-118855
〒175-0082　東京都板橋区高島平6-1-1　TEL03-3979-3112
　　　　　　　郵便振替00150-0-30666
URL http://www.hikarinokuni.co.jp
印刷所 NISSHA株式会社
©Hiroyuki Shimada, Takehiko Doi
ISBN 978-4-564-43146-3
C3047　NDC367.7　64P　26×21cm

Printed in Japan

乱丁、落丁はお取り替えいたします。

※本書及びDVDで使用の器具について（参考）
◎ステップ台（昇降踏み台）＝ステップウェル2（株式会社コナミスポーツ＆ライフ）
◎ラダー運動＝スピードラダー（トーエイライト株式会社）
◎バランスなど＝バランススティック（高橋商事株式会社）